医師が教える

新型コロナワクチンの正体

本当は怖くない新型コロナウイルスと本当に怖い新型コロナワクチン

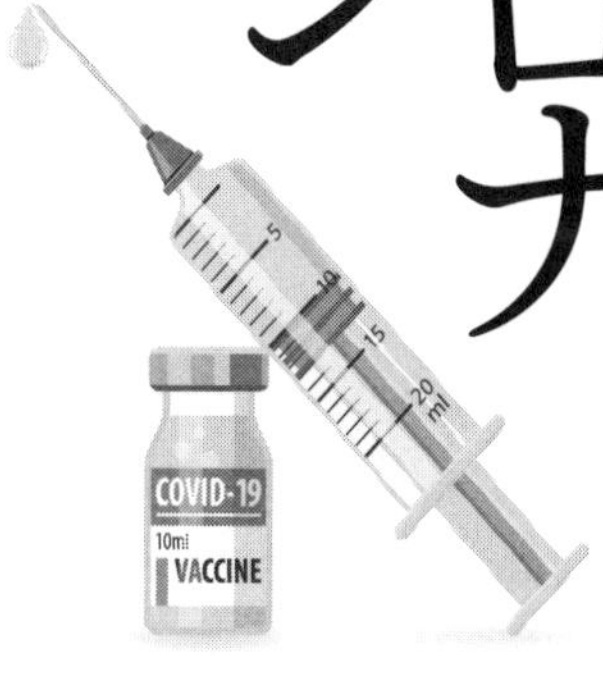

NPO法人薬害研究センター理事長
Tokyo DD Clinic 院長
内海 聡

YUSABUL

はじめに

この本は表題通り新型コロナに関する本です。特に2021年後半以降本格化するだろうと思われる新型コロナワクチンについて、できるだけ批判的な情報を含めて、さまざまなことに触れています。

新型コロナ騒動が始まってからはや1年半が経とうとしていますが、新興宗教を思わせる非科学的解釈が後を絶たず、メディアはウソばかりを煽《あお》り、人々は恐怖と同調意識と差別意識だけで動いている様子がうかがえます。少々の事情を知る人にとっては絶望以外の何物もない世界になったと言えるでしょう。

私自身のことを思い返してみれば、医療、薬物、食事情、環境、政治などの問題を啓蒙啓発してはや13年が経ちました。SNS、著書、YouTube、講演などを重ねてきて、それを見ている人はアンチを含めて100万人以上いるとのことです。また、情報は私だけが発しているわけではありませんし、少しは広がっているのだろうかと淡い期待をしていました。

残念ながらまったくそうではありませんでした。新型コロナ騒動において、真の意味で科学的に冷静に、情報を見て判断することができる者はほとんどいなかった、というのが現実です。99・9％の人がマスクしている現実こそがそうであり、私を含めた多数の人の情報発信、啓発などというものは何一つ役に立っていなかったのです。

人は自分の見たいものしか見ないとはよく言われることですが、今の時代ほどそれが適用される時代もないでしょう。

医学の基本もそうですが、社会構造の基本を知っていれば、新型コロナのウソなどに騙されはしません。

本書は「新型コロナウイルスが恐くない理由」「ＰＣＲ検査が信用できない理由」「コロナワクチンが危険である理由」「なぜ政府やメディアがここまで危機を煽るのか」などについて書かれています。データや客観的事実に基づいていますが、大手メディアの報道を無条件に信じている方には衝撃的な内容かも知れません。

新型コロナ騒動の正体を解き明かすにあたり、医療その他の裏事情を取り上げざるを得ない関係上、そのような情報に接したことがない人が聞くと陰謀論かと思われるような事実も紹介しています。

事実に基づいて書いていますが、どう受け止めるかは、読者の皆さんにお任せします。

また本書は原点に返ることを意識しました。「そもそも」や「なぜ」を意識して、初めての方にも読めるように書きました。小難しい陰謀論やマイナーな医学ネタをもっと書くこともできたのでしょうが、できるだけそれを排して基本を理解できるように意識しました。それでも医学的な内容なので一般の人には難しいかもしれません。

だから小難しいと思う人は、そこは飛ばしてもかまいません。そもそも的なところや、たとえで書いたようなところ、現実を観察し子どもの発想でみることを意識していただければと思います。メディアで言っているから、みんながやっているからではなく、本質に目を向けるようにしていただきたいのです。

情報氾濫社会、海外の情報が得やすくなったこともあり、医学批判はかなり日本においても火が付いてきたと実感します。それ自体はよいことだと思いますが、しかしその結果、なんでもかんでも否定という流れが「にわか西洋医学否定論者」から噴出しています。そんな盲目的な主張をしていたら、そりゃ一般人からも毛嫌いされるだろう、というのが私の率直な感想です。

本書は新型コロナ騒動を否定していますが、西洋医学否定の観点から述べているわけではないことをお断りしておきます。私は日本で一番過激派の医学批判論者だと思われています。そうは言われてもかまわないのですが、過激派とか医学批判論者であることと、西洋医学全否定や代替療法肯定は別モノです。

感染症領域は本来、西洋医学のよいところが出やすい領域なのですが、まさに新型コロナ騒動は狂った茶番に過ぎず、なぜこんなことになってしまうのだろうと辟易します。

メディアに出ないさまざまな情報から、いや、部分的には出てもいる情報から、なぜこんな狂った状況になってしまったかを想像し、推測してみてください。にわかではなく基本や初歩を重視してください。御用学者（体制寄りの学者）は基本を守っていません。思考停止こそ忌避すべきものであり、戦時中のような弾圧的同調意識のほうがよほど忌避すべきものです。世論の熱狂や支持が、日本を太平洋戦争への道に歩ませてしまったことを思い出してください。

その意味では、今日アメリカの著名な活動家であり、ワクチン批判を展開しているロバート・ケネディ・ジュニア氏と対談できたのは、大きな収穫だったと思います。彼は医師ではありませんが、アメリカの政治や医療行政に精通しています。彼の声に我々は耳を傾ける必要があります。この茶番を先導している者たちは、アメリカのＷＨＯやＣＤＣにいるのですから。


私たち大人は、子どもにまでこんな世界を強いてどうやって次世代に顔向けできるのでしょう。そんな思いでこの本を書きました。本書が自粛と殺菌とマスクとワクチンを強制する世界を見直す、その第一歩となることを願っています。

ロバート・ケネディ・ジュニア氏との対談を仲介いただいた石井希尚氏と、編集に携わっていただいた多くの方に、改めて感謝申しあげます。

最後にいつも私を支えてくれている妻と娘に感謝の言葉をささげたいと思います。

２０２1年5月　内海　聡

目次

装幀　米谷テツヤ
本文デザイン　白根美和
編集協力　湊屋涼子／伊藤万里／倉持賢一

第1部

新型コロナウイルスを理解する

第1章　新型コロナウイルスとは何なのか？

●11年ぶりに減少した日本の総死亡者数

2021年2月23日付けで発表された数字によると、2020年度の日本の総死亡者数は前年より9373人減少していました。日本の総死亡者数は、社会の高齢化もあり、ここ数年は年間平均約2.2万人程度増えていましたが、減少は11年ぶりということです。あれだけ政府やメディアが命の危機を煽っていた割には違和感が残る数字ですね。

私は、この新型コロナ騒動はなんらかの理由による茶番劇だと考えています。本書では私が考えるその根拠について、客観的事実や科学的考察により解き明かしていきます。

また反面、わかっている事実から、接種が推奨されている新型コロナワクチンは非常に危険なクスリだと推測されます。その根拠についてもお伝えします。

大手メディアが報道しない事実を知ったうえで、どう行動するのか判断材料にしてもらえればと思います。

●厚生労働省による通達と新型コロナウイルスの定義

厚生労働省の公式発表によると、人に感染する「コロナウイルス」は7種類みつかっています。その中のひとつが昨年12月以降に問題となっている、いわゆる「新型コロナウイルス（SARS-CoV2）」です。7種のうち、4種類のコロナウイルスは旧来からあるもので、一般の風邪の原因の10～15％（流行期は35％）を占め、多くは軽症とされてきました。残り2種類のウイルスは、2002年に発生した「重症急性呼吸器症候群（SARS）」や2012年以降発生している「中東呼吸器症候群（MERS）」の原因ウイルスで、これらもコロナウイルスに属します。コロナウイルスはあらゆる動物に感染しますが、種類の違う他の動物に感染することは稀で、また、アルコール消毒などで感染力を失う（不活化する）ことが知られています。現時点では飛《ひ》沫感染《まつかんせん》と接触感染の2つが考えられており、空気感染は国内の感染状況をみても起きていないと考えられています。しかしこれについては、世界の研究では異論もあるようです。ただ本書ではこの辺りは公式発表にのっとって進めていきます。

医学書などでウイルスの定義をみると、「ウイルスとは核酸とそれを包むたんぱく質からなる、生物と無生物の中間に位置するもの」などとあります。また、ウイルスだけでは自己複製を行うことはできないため、生物ではないと言われてきました。しかし、宿主に寄生してその細胞内に進入すると、生き残るためなのか増殖を始めるため、生物と言えなくもないともされています。

よく比較されるのが、細菌とウイルスです。ウイルスも細菌も感染症を引き起こしますが、細菌とウイルスはまったく違う物質です。そもそも細菌は単細胞生物に属しますが、ウイルスは細胞ではなく前述したように生物であるかどうかも疑われています。大きさとしては一般的な菌とくらべ、ウイルスは20～200nm程度と非常に小さいため、普通の顕微鏡では目にすることができません。

このようにウイルスは非常に小さい物質であり、特殊な条件下で体内寄生して増えていくのが特徴です。そしてウイルスを考えるうえでもっとも大事なのは、強毒だろうが弱毒だろうが、物理的技術によって防ぎきることは不可能な存在なのだということです。そのため、ウイルスを防ぐうえでは、免疫、体力、年齢、人種、湿度、季節、空気の流れ、インフラ、などの総合的な要因を考えることが重要だと言えるでしょう。後述しますが、今、世界や日本で行われているような感染症対策をしていても、新型コロナウイルスの感染が収まることはないのです。

我々人類がいくらウイルスを敵視しても、生物学的にも将来的にも何の対抗策にもならないのです。

●新型コロナの典型的症状

ウイルスには大きく分けてＤＮＡウイルスとＲＮＡウイルスがあります。コロナウイルスは新型であれ旧型であれＲＮＡウイルスに分類され、ヘルペスなどはＤＮＡウイルスに分類されます。分子構造の違いとしてＲＮＡの分子構造はヒドロキシ基というものでできているため、非常に不安定で分解されやすいという特徴があります。ＲＮＡウイルスのほうが変異しやすいのは、ＲＮＡが不安定なことと関係あると考えていいでしょう。そのためＲＮＡウイルスであるコロナウイルスは、もともとから変異しやすいわけです。つまり今さら変異種が怖いと言っているのは間違いで、昔から変異だらけだったのです。

ＷＨＯの発表では、新型コロナを発症すると、発熱、だるさ、咳、頭痛、筋肉痛、息切れ、呼吸困難などの症状を呈する場合があると示されています。咳は空咳が多く、約一週間すると息切れに代わるなどと記載されていますが、これらの症状は一般の風邪と変わりません。もともと風邪とは医学的に言う感冒のことであり、感冒はウイルス感染による症候全般を指すため、新型コロナの症状も風邪と変わらないわけです。

よく、新型コロナウイルスは風邪とは違うとか、重症化したときの状態がほかのウイルスと違うとか、後遺症が怖いなどと言われていますが、はっきり言えばこれはウソです。しかしこのウソを見抜くのは一筋縄ではいきません。それぞれのウソについては後述しますが、まず皆さんに知っておいていただきたいのは、ウイルス性疾患はそれがインフルエンザであれ、旧型コロナウイルスであれ、ライノウイルスなどの別のウイルスであれ、重症化したり後遺症を呈したり、死亡することがあるということです。

もともと普遍的なうえ、冬の感染症者数も多いので、毎年のように結構な数の方が「風邪」で亡くなります。それなのになぜ「新型コロナウイルス」だけが特別扱いされるようになったのかを考えるのは、とても重要なことなのです。

第2章

なぜ新型コロナウイルスが怖いという話になったのか？

●オリンピック延期発表前の日本の動向と対応の矛盾

私は2020年当初から新型コロナ騒動は詐欺であり、そもそも死亡者数も感染者数もウソであって、ワクチンなどもちろん効きようがないことを述べてきましたが、真面目に考えてくれるのはネットで情報を集めている一部の層だけでした。オタクのように情報を集めるネット層の一部は、社会に不満があるためか情報の大元を疑います。これは現代においては偽の情報に騙されないための必須条件かもしれません。

まず新型コロナウイルス情報の初期段階を思い出してみましょう。

当初、「新型コロナはまったく問題ない」と言われ続けていました。空港検疫も適当でろくに行われず、ディズニーランドもＵＳＪも百貨店も秋葉原も、中国人がお金を落としてくれることだけを望み、ウイルスには興味もなかったわけです。目先のことしか考えない日本人のインバウンド思考というやつです。その後、ダイヤモンド・プリンセス号での感染を機に大騒ぎになっていったわけですが、患者を多数受け入れた自衛隊中央病院の医師は、その104例の報告の中で、コロナ陽性者数のうち入院時の無症状者は43名（41・3％）、全経過を通して33名（31・7％）だったと報告しました。自衛隊病院に入院した人の死者数はゼロであり、人工呼吸器管理になったのは一人だと述べられています。

この情報に本書の知識を加味するだけで、新型コロナウイルスは当初から「怖くないウイルス」であることがわかります。

情報における決まり事とは、人類という愚かな生物の心がどう受け取るかであって、自分が信じたいもの、カネの都合、実践したいもの、小人の恐怖心、自分の心の闇を体現したいものが採用されるのです。新型コロナウイルスに対して真に学ぶ者とは、政府や御用学者（体制にすり寄る体質の学者）の詐欺的な論説に惑わされることなく、しっかり基本から知識を身につけようとする人間のことを指すわけです。情報とは権力者や政治やメディアに、都合よく操作されるということを知らねばなりません。

たとえばそれは、東京オリンピック開催までのプロセスをみるとよくわかります。開催判断の根拠である新型コロナウイルスの数字や対応は、医学的ではなく政治的に左右されています。はっきり言えば、政府が発表している日本の感染者数、発症者の人数、ひいては死亡者数や死亡率などはあてにならないわけです。

まず、初期段階でオリンピックを開催したいがために、公式患者数を減らすためほとんど検査をやらなかったという事情がありました。検査キットが最初は少なかったという事情ももちろんありましたが、要するに数字を少なくみせかけるということをやっていたわけです。

オリンピック延期決定後は、さすがに検査数をそれ以前に比べて増やしたので、発表される感染者数も増えました。緊急事態宣言後の7月に、全国で感染者数が再度多くなってきたことが報道され、第二波ではないかと言われましたが、これも同様に検査数を増やしたのが一大要因です。これは、現在発表されている検査数推移のデータを確認すればすぐわかります。オリンピックを開催するために利権に絡む人たちが、感染者数をごまかして低く印象操作していたが、それをやめたということです。よって、この間の数字の増加は実態を表していたわけではなく、政府による印象操作が原因です。

そして2021年1月にもう一度、意味のない緊急事態宣言が発せられました。その結果、直後は感染者数が減っているように印象操作されましたが、これもまったくのウソです。このウソを知るためには検査陽性と感染の違いを知ることと、ＰＣＲ検査のウソを知らねばなりません。これについては後述します。

●緊急事態宣言やロックダウンに意味はあったのか？

コロナ対策の一環として、世界各国でロックダウンという対策を取っている国は少なくありません。特に、感染者数が際立って多い国では、そういった対策が取られています。ところが、一人でも多くの命を救うはずのロックダウンによって、逆に、失われる必要のなかった命が、多数失われているという事実が明らかになっています。

イギリスでは、３月23日にロックダウンを開始した直後より、「新型コロナではない死因」でおびただしい数の人たちが亡くなっています。２０２０年４月21日に発表されたイギリスの国家統計局の発表によると、４月３日から10日までのわずか1週間の間に、前週よりも死者数が２１２９人も増加していました（Ｐ27グラフ参照）。

ちなみに、この週の死亡者数１８５１６名のうち、新型コロナで亡くなった死者は６２１３人で、全体のわずか33・６％に過ぎず、残り66％以上の死者は新型コロナウイルス以外の原因で亡くなっていました。しかも、この「新型コロナ以外の死因」が占める割合というのは、加速度的に増えているという恐ろしい現実があります。

つまり、都市封鎖と外出禁止の期間が長引けば長引くほど、心理的ストレスによる死亡率と精神的な疾患が、加速度的に増えていくのです。たとえば、２０１３年11月のアメリカ研究での医学論文では、「社会的なつながりやコミュニティとの接点を失うことで、死亡率が50％上昇することが示された」と発表されています。人というのは、元来、非常に孤独に弱い生き物なのです。

２０２０年10月9日には、ＷＨＯ（世界保健機関）のＣＯＶＩＤ−19特使・デビッド・ナバロ氏がＴＶ放映にて、「ＷＨＯでは、このウイルスを制御する主な手段として、ロックダウンを推奨しません」と宣言しました。さらに、「唯一ロックダウンが正当化できるのは、疲れきった医療従事者を守るために時間を稼ぐときのみです」「私たちは世界中のリーダーに訴えます。主要な対策法としてロックダウンをやめ、よりよいシステムを開発してください」と述べています。デビッド氏は世界中のリーダーに対して、新型コロナの感染拡大に対する対策として、ロックダウンすることを即刻中止するように訴えたのです。

さらに、問題なのは、ロックダウンを行った国と行っていない国、そして、部分的な地域封鎖に留めた国の間で、大きな差が見られないということです。

29ページのグラフでは、ロックダウンを行ったイタリアとスイス、地域封鎖に留めたアメリカ、特に何の対策もしていないスウェーデンとベラルーシ、比較として日本というのが図式化されています。

このグラフをみていただくとよくわかると思いますが、統計学的な視点から言っても、ロックダウンや地域封鎖というのは、感染拡大防止の効果がないことが明らかなのです。しかも、ロックダウンによって、逆に、新型コロナ以外の死者も増えているとしたら、これだけ本末転倒な対策もないと言わざるを得ないでしょう。

日本での印象深い話があります。大阪府は緊急事態宣言が解除されてから初めて、2020年6月11日に、「新型コロナウイルス対策本部専門家会議」を実施しました。この会議の場に、オブザーバーとして初参加した「大阪大学　核物理研究センター」のセンター長である中野貴志教授が、「感染拡大の収束に外出自粛や休業要請による効果はなかった」と明言したことで物議を醸しました。中野教授は、政府が感染状況の傾向をつかむために用いる「指標・K値」を発案した物理学者です。

2019年12月28日から2020年4月10日までのイングランドおよびウェールズの週毎の死亡者数の推移（イギリス国家統計局）

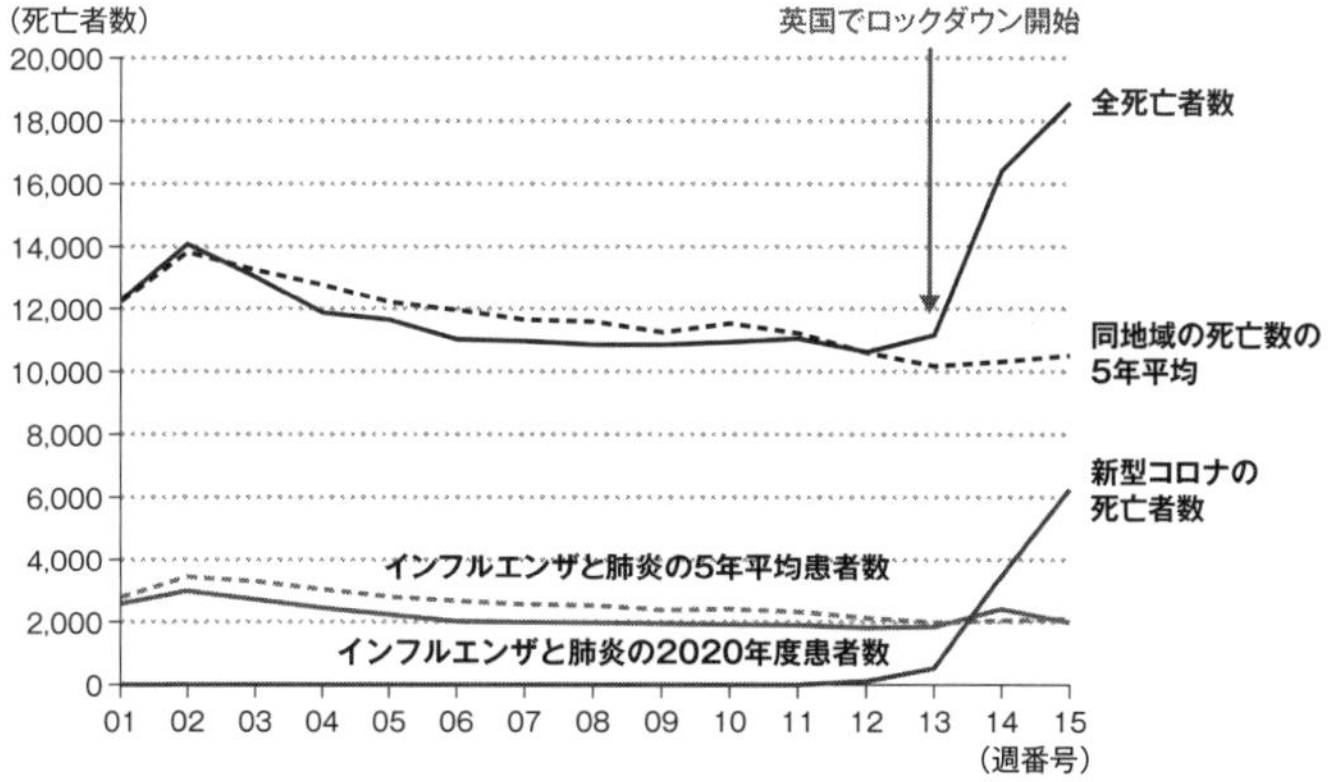

出典：ons.gov.uk

会議の中で中野教授は、吉村洋文大阪府知事からの「ピークアウトにおける外出や営業自粛の効果はあったのか？」という質問に対して、「このデータをみる限り、相関関係は極めて低いと言わざるを得ない。欧米などでは、何らかの政策効果がみえたときに、はっきりとこのK値の傾きに変化が表れている。大阪のK値の変化の推移をみる限り、外出や営業自粛の効果とは関係なく収束したと考えるほうが適当である」と回答しました。

また、中国武漢市の住民約1000万人におけるロックダウン後のスクリーニング検査では、無症候性陽性例の検出率は非常に低く、濃厚接触者への感染伝播の証拠は認めなかったと報告されています。要するに無症候性感染者はウイルス量が少なく、ウイルス排出期間が短いため、感染伝播しにくいと報告されたわけです。ロックダウンとは伝播を防ぐ、特に無症候者が怖いという論法から、誰でも彼でも接触しないようにする方法論なわけで、この中国の大規模研究からもロックダウンの正当性は否定されています。

ほんの少しでも自分で考える力がある一般人なら、ロックダウンや緊急事態宣言に意味がないことを肌で感じているはずなのです。

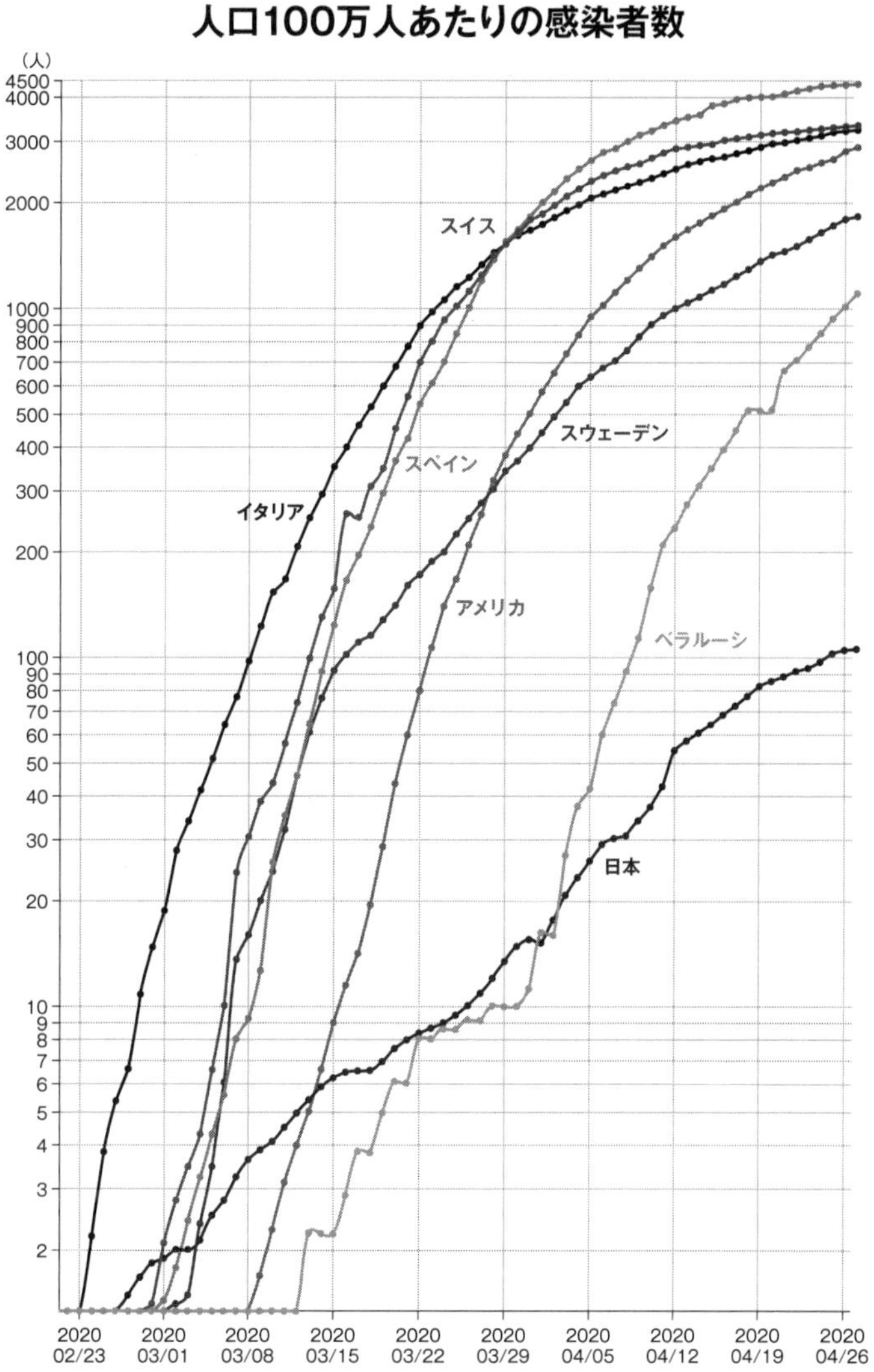

出典：札幌医科大学医学部附属フロンティア医学研究所ゲノム医科学部門
URL：https://web.sapmed.ac.jp/canmol/coronavirus

第3章

本当に新型コロナウイルス感染は多いのか？

●感染（発症していること）と検査陽性は違う

新型コロナウイルスを考えるときに知っておかなければいけないことは、「ＰＣＲ検査による陽性」と「感染（発症していること）」はまったく違うということです。このことは、厚労省もＷＨＯもはっきりと述べています。実際に、厚生労働省大臣官房危機管理・医務技術総括審議官が国会答弁で、「ＰＣＲ検査陽性＝ウイルスの感染性の証明ではない」と答弁しています。こんなことは医学をちょっと勉強すれば当然のことであり、テレビ報道が伝えないだけなのです。

ＰＣＲ検査で陽性になることと、病気で免疫力が下がりウイルスが体内にたくさん拡がって発症することとは違います。ＰＣＲ検査では陽性ではあるけど、感染しているわけではない人が圧倒的に多いというのが実情です。ウイルスはどこにでもいますので、今のように検査のやり方がおかしいと、問題のない人まで陽性とされて、多くの人が病人扱いされてしまうのです。

このようなことが、日本だけではなく世界中でおきています。「陽性」と「感染」を混同することで、大きな混乱が生じているのです。

これによって、実際には感染している人は非常に少ないにもかかわらず、テレビでは陽性者数を感染者数として、毎日報道しているわけです。また仮に数字が正しいとしても、例年のインフルエンザと比べて圧倒的に少ない感染者数なのに、これほど騒ぐのはおかしいのです。さらに言うと、感染しているからと言って、全員の症状が悪化するわけではありません。99％以上の人は重症化せずに、非常に症状が軽いまま終わってしまいます。ほとんどの人は、感染したとしても一般の感冒と変わらない症状となります。

現在、ＰＣＲ検査で陽性となった人たちが新型コロナウイルス感染者扱いされています。これは、テレビに出てくる御用学者という人たちがウソばかりついている状況を表していて、基礎医学的にはありえない状態なのです。

●ＰＣＲ検査、最大の問題点

最初に言っておかねばならないことは、ＰＣＲ検査はまったく信用に値しない検査であるということです。この検査によってたくさんの誤診が出ています。この点においてもテレビは非常にインチキ極まりないことをやっていますが、国民はみな疑いもせずテレビでの報道を信じてしまっているのが現実です。

ＰＣＲ検査のウソを理解するためには、いくつかの初歩的知識が必要です。そもそもＰＣＲとは何か、検出感度と特異度とは何か、一般的に言われている検査数問題、他の感染症はどこに行ってしまったのか、増幅法の何が問題なのか（いわゆるＣｔ値問題）、ということを考えなければいけません。

ＰＣＲとは何かと問われれば、端的に言えば増幅法だということになるでしょう。ＤＮＡは二重らせん構造になっていますが、それが一本に合成されて「プライマー」と呼ばれる目印のようなものを設定します。ＲＮＡはそもそも一本なので、プライマーがくっつきます。プライマーがくっついた後には、ＤＮＡポリメラーゼという酵素を使うと合成反応が起き、次々にｃｏｐｙができるという次第です。累乗で増えていくので数時間で１００万倍以上に増えます。次にアガロースゲル電気泳動を行うのが一般的なやり方で「どのウイルスかな〜、コロナって呼んでるウイルスのコピーかな?」というのをみるわけです。アガロースゲル電気泳動というのは、寒天の主成分であるアガロースを使用する電気泳動で、核酸をその大きさに応じて分離する手法のことです。

PCR（Polymerase chain reaction）法

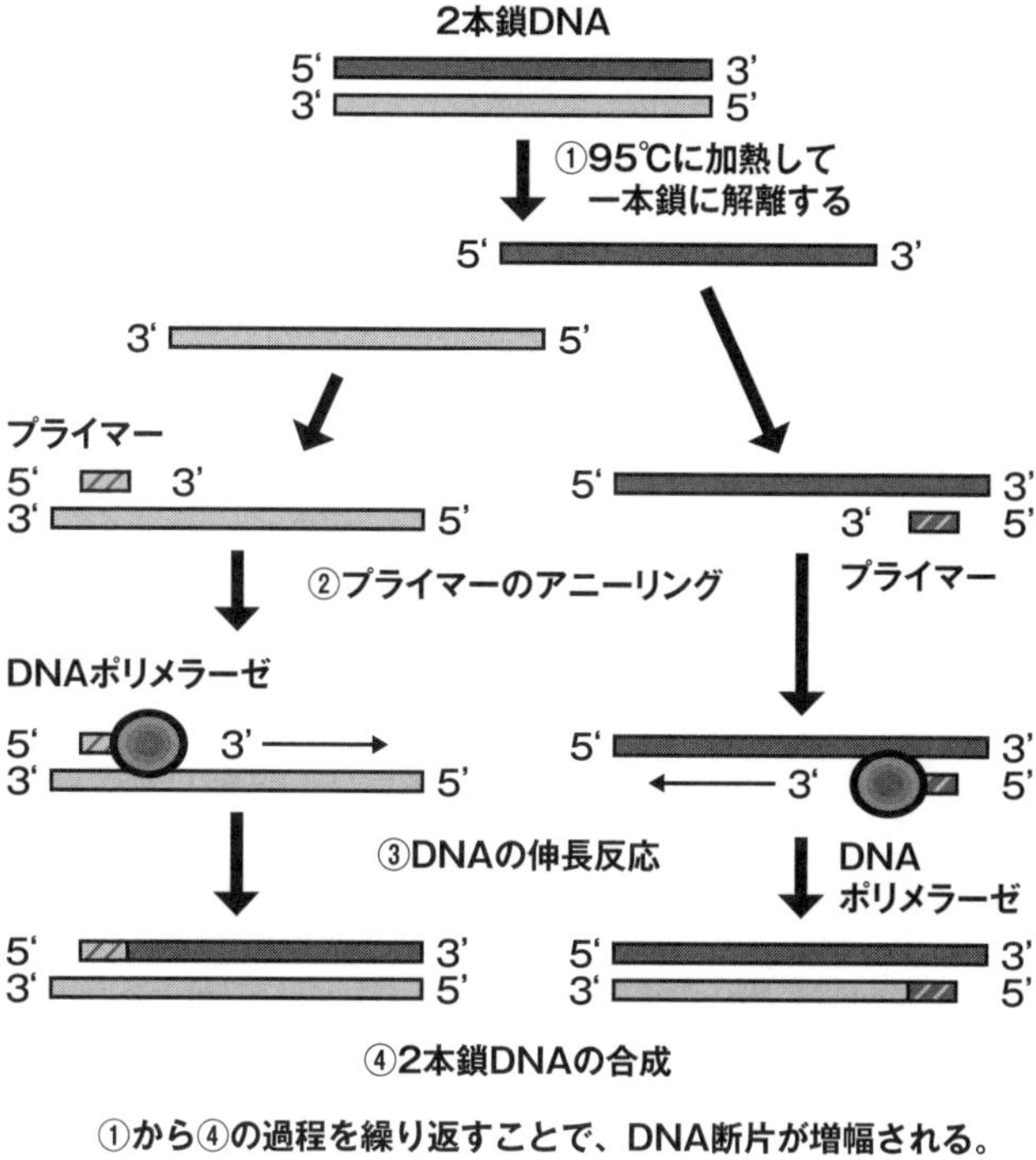

①から④の過程を繰り返すことで、DNA断片が増幅される。

ＰＣＲの検査方法は皆さんよくご存知の、鼻から綿棒を刺してこすり取るというアレです。肺炎患者は肺から洗浄液を出しても似たような検査ができますし、最近は唾液も使って検査しています。いずれの方法にしろ、ＰＣＲ検査は初めに誰かが決めた目印をもとに、細胞やたんぱく質や菌や粘液や大気汚染物質などがいろいろ混ざったものから、目的のものがないかを探す技法です。このような方法で行うＰＣＲ検査には、いくつかの問題点があります。その問題点を順に説明していきましょう。

まず気を付けなければいけないのは、交差反応です。交差反応とは、他のウイルスにも似たような遺伝子配列があり、検査によってその似たようなウイルスも拾ってしまうことを指します。つまりＡウイルスの検査でＢウイルスを拾ってしまうということです。これはどんな検査でもずっと言われてきたことであり、変異が多いウイルス、普遍的なウイルスであればあるほど交差反応が起きやすいのです。新型コロナウイルスは、これらの条件に合致しています。政府寄りの専門家ですら、ＰＣＲ検査は施設によって検査精度に差が出ると言っているくらいです。また一般的にも、ＰＣＲ検査は温度管理や精製の仕方によって、「しっかりやっても合成がきちんとされない」「無関係なＤＮＡを増幅する」「合成過程において変異が起こる」ことが少なからずあると指摘されています。御用系専門家や教科書が「少なからず」という言葉を使うことはとても重大です。たとえば、愛知県は２０２０年4月11日にＰＣＲ検査で陽性と判定した28名のうち、再検査で陽性と判定されたのはわずか4名だったと発表しています。こういったことは日常茶飯事なのですが、人間という種族は都合の悪いことはすぐに忘れてしまうのです。

ＰＣＲ検査キットのメーカーはこのようなことを知っているからか、キットの注意書きには、インフルエンザウイルス、アデノウイルス、マイコプラズマ、クラミジア、その他でも、「non-specific interference」を受けることが記載されています。non-specific interferenceを普通に直訳すると「非特異的妨害」とか「干渉」です。つまりＰＣＲ検査キットは、新型コロナウイルス以外のこれらのウイルスにも影響を受けるということです。そもそもキットには公式見解として、「検査キットは研究目的にのみ使用すること。（感染の）診断結果としては使用してはいけない」とあり、検査結果自体が信用できないかのようなことも書いてあります。

●無症状感染という究極のウソ

しかし本当の問題は、交差反応やキットに書かれているような誤診問題や検査ミスなどではありません。その他にもプライマーの設定問題、変異に対応できていない問題などあるのですが、本書は新型コロナワクチンについてページを使いたいので割愛します。

ＰＣＲ検査最大の問題は、外表面についている感染していないウイルスを拾ってしまうということです。つまりバクテリオファージの状態、粘液内にいるウイルス、粘膜内にいる未発症ウイルス、などを拾ってしまうのです。順に説明していきましょう。

たとえばある人の咽頭ぬぐい液を取ってＰＣＲ検査をしたとき、そこに増幅したＲＮＡがあったところで、この原因にはいろんな可能性があるということです。一番よくある可能性は、鼻の中に単にウイルスがいただけだというものです。当然ながら人間には免疫機構というものがあり、ウイルスがいただけではほとんどの場合は感染しません。発症と陽性の違いを、再度思い出してみましょう。

我々の周囲には無数のウイルスが常にいて、新型コロナウイルスもさまざまな場所に存在しています。これを人間は呼吸などで吸い込むわけです。仮に皆さんの鼻毛に新型コロナウイルスがくっついたとします。この状態は感染ではありません。しかし詳しくは後述しますが、検査の増幅回数（ｃｔ値）をひたすら増やせば、綿棒についた鼻毛のコロナウイルスが増殖されてしまうので陽性になってしまいます。そしてこれは、鼻毛以外でも起きます。たとえば口腔内や鼻腔内の粘液のウイルスは、実は死んでいる（＝不活化している）かもしれません。また、ウイルスはバクテリアの中で死んでいる可能性もあります。細菌にもウイルスは寄生しますが、当然細菌は自分を守るためにウイルスを倒してしまいます。こうやって細菌がウイルスを食べてしまったような状態をバクテリオファージと言います。これら感染の危険がない不活化したＲＮＡウイルスもＰＣＲ検査は拾い上げます。もちろんこの状態の人が、外で多くの人と接触していることと、感染のリスクには何の関連性もありません。

ウイルスは我々のバリアを抜けて粘膜内に入り込んでくるかもしれません。当然、ほとんどのウイルスは粘液に取り込まれたり、バクテリオファージ状態だったり、排出されたりしているわけですが、そこを通り抜けて自分の細胞の中に入ってきたとしても、すでに自分の免疫細胞が対処しているかもしれないわけです。これはもう免疫細胞が倒してしまっているので目くじらを立てる必要はありません。いたとしてもすでに免疫がついているからです。にもかかわらずこのような人々にＰＣＲ検査をしてしまうと、無症状感染という詐欺のような診断名をもらうわけです。

そもそも風邪や感冒といういわゆるウイルス感染とは、体の免疫や体力がない人の身体の中に、免疫バリアを抜けてウイルスが入ってきたときに、さらに免疫細胞がそれに負けて体の中でウイルスがすさまじく増殖している状況のことを指します。このようなウイルスに感染してしまった状況と、前述の状況とはまったく違うものであり、医学的に無症状感染などというインチキ診断はありえません。少なくとも今までは…。

このようなインチキ診断を許してしまうとどうなるかというと、他のウイルスにかかっているのに新型コロナのRNAを増幅してしまうことになって、多くの誤診を招くわけです。テレビでもとにかく検査数を増やせ、何も症状がない人でも検査しろと御用学者や御用ジャーナリストが言っていたわけですが、もはや悪魔的と言って過言ではありません。一番医療崩壊を招こうとしているのは彼らであり、医学の初歩さえ守っていない人々なのです。

●Ct値とは何か

前述したようにPCR検査は、採取したウイルスなどを、1→2→4→8→16というように倍々に増幅していく検査です。この増幅回数をサイクル数と呼びます。そしてこのサイクル数をCt値と言います。しかしCt値というのは、設定の仕方でどうとでも変わってしまいます。先ほどの例で言えば、Ct値を高く設定すれば鼻毛についているだけのどうでもいいウイルス

29以下	5億倍以下	
30~33	10~85億倍	ニュージーランド
34~37	170~1400億倍	台湾、スウェーデン、中国
38~41	2700億~2兆	アメリカ
42~45	4~35兆	日本、フランス、イギリス
Ct値	およその増幅数	Ct値設定国

を拾ってしまい、陽性となってしまいます。

ではどれくらいの設定にすればいいのかという話になりますが、いまだに感染者のＣｔ値はしっかり決められていないのが現状なのです。

実は、Ｃｔ値には国際基準がありません。そのため、各国基準値がバラバラになっています。

はっきり言えばＣｔ値を上げるほど誤診が増えるため低めに設定したほうが的確です。しかし日本のｃｔ値は不必要に高く、他国の基準であれば陰性判定の人も陽性判定されている可能性があります。さらに、民間のＰＣＲ検査センターや、ＰＣＲ郵送などが出現しましたが、ここで陽性となった数が保健所に報告されても、陰性者の検査数は報告されずカウントされません。そうすると当然ながら陽性率が上がるので、この数字もまったくあてにならない数字なのです。

●ＰＣＲ郵送のバカバカしさ

こんな医学の初歩的なことさえ守られず、世間に流布されているのがＰＣＲ検査です。しかも最近はＰＣＲを自宅でやって郵送できるといったバカげたものまで流行っています。そもそも新型コロナウイルスが恐ろしいウイルスという彼らの前提に立つなら、そんな危険なウイルスを自分で勝手に検査して、あまつさえ、郵送で手に付くのも当たり前のようなやり方をしてはいけないはずです。逆に言えば、危険ではなく弱いウイルスであるならば（だから郵送していると言えるわけですが）、マスクをしたりワクチンを作ったり自粛をしたりする意味はないのです。もはや、人類は考える力を喪失していると言っていいでしょう。

現代人はその傲慢さから、すでに感染症は克服しており、自分たちはそんな被害を受けることがおかしいと考えていて、感染症に対する恐怖から検査至上主義に陥っています。もともと、こういった考え方がおかしいのですが、我々は現代に至ってもまったく感染症を克服などしていませんし、コントロールもできていません。インフルエンザが毎年流行っていたのがその証拠です。インフルエンザワクチンには何の効果もないのがわかるでしょう。本来、ワクチンには重症化を予防する効果もないのですが、それについては後述します。そもそも重症化するウイルスはインフルだけではなく、旧型コロナもアデノウイルスもパルボウイルスもすべてのウイルスがそうです。

これらのウイルスに感染した人たちは、亡くなるときは二次的な肺炎であることが多く、亡くなる過程は新型コロナ死亡時系列と類似します。もう一つは医原病ですが、これについては後述します。

死亡時にすべてのウイルスを検査するわけではないので、コロナありきで検査すれば、違うウイルスでもコロナ陽性と判定してしまう可能性があることを覚えておいてください。これまで説明した誤診断要素や、交差反応のどちらも偽陽性になります。他のウイルス感染から重篤化したとしても、粘膜や菌やどこかについていた感染とは関係ないコロナを増幅してしまえば、それはコロナによる重症化や死亡ということに仕立てあげられてしまうのです。

●抗体検査の問題

ＰＣＲがダメなら抗体検査はどうなんだと言われそうですが、抗体検査も非特異的なたんぱく質を検出するものなので、コロナ以外の他のウイルスでも陽性となります。

また抗体検査陽性だから感染しないというのもウソです。免疫とはそんな単純なものではなく、ウイルスは簡単に変異するし、２度かかる患者も多数存在しています。風邪に何回もかかるのには、きちんと理由があるのです。抗体検査はサンドイッチ法（二種類の抗体によって抗原ウイルスなどを挟み込む手法）と呼ばれる方法が主流であり、この方法では類縁ウイルスでも交差反応を起こして、陽性になることがわかっています。このことは、検査会社も知っているごく常識的なことです。

では、新型コロナウイルスを特定するためには、どうやって診断するのかということになります。本来、新型コロナウイルスに限らずウイルス疾患は、症状から感冒であるかどうかの判断をします。そして、レントゲンやCT検査や採血などで細菌性肺炎などを除外し、PCR検査もCt値が少ないレベルでも陽性になることを確認します。さらに、他の主だったウイルス検査（たとえばインフルエンザウイルスなどの検査）を行って陰性であることを確認して、初めて新型コロナウイルス診断に至るのです。これが本来、原因ウイルスを特定するために必要な手順ですが、このプロセスを全病院が厳守しているとはとても思えません。

ここからは私の推測ですが、日本における感染者数というのは、無症状感染診断と誤診が多いため、6割～9割は新型コロナウイルスではないと考えられます。

●他のウイルス（インフルエンザなど）の感染者数死亡者数との比較

新型コロナウイルスと例年のインフルエンザについて、死亡者数を比較したところ、新型コロナウイルスで死亡した人の人数が、2020年2月から2021年3月15日時点の累計で、8588人であるのに対して、インフルエンザによる死亡者数は、2018年2月から2019年3月までの合計は、4286人となっています。

ただし、そもそも、2020年秋から2021年にかけて、インフルエンザの患者数は例年に比べて激減しています。医療情報総合研究所が2021年3月に発表したデータによると、2021年1月のインフルエンザ患者数は、2016年〜2020年の直近5年間の1月平均と比較して、1000分の1にとどまり、極端に減っていることがわかります。これを医学界は後述するウイルス干渉という理屈で説明していますが、これもまたウソでしかありません。

インフルエンザの患者数が激減した一番の原因としては、2020年3月11日に日本医師会が全国の医師に対して、インフルエンザの検査をしないよう求めていることが考えられます。この求めによりインフルエンザの検査件数が大幅に減っていることが、大きく影響しているものと思われます。検査をしないよう求める理由として、表向きは、インフルエンザ検査の際に

●他のウイルス（インフルエンザなど）の感染者数死亡者数と比較して

新型コロナウィルスによる死亡者数

死亡者数（累計）2020年2年～2021年3月……………………8,588人

（2021年3月15日現在）

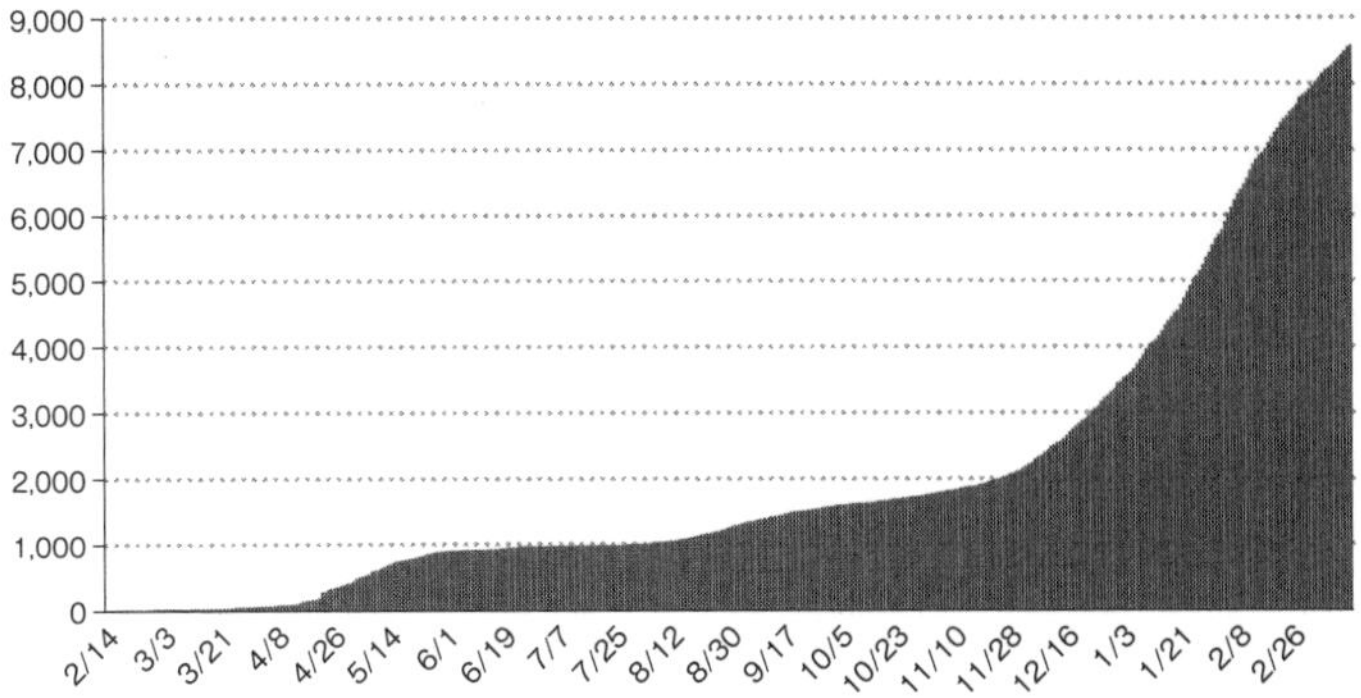

インフルエンザ感染者数

2019年11月25日～2020年2月2日と
2020年11月23日～2021年1月31日の比較

	11/25～12/1	12/2～12/8	12/9～12/15	12/16～12/22	12/23～12/29
	第48週	第49週	第50週	第51週	第52週
2019年	27393	47200	77425	105221	115002
	11/23～11/29	11/30～12/6	12/7～12/13	12/14～12/20	12/21～12/27
	第48週	第49週	第50週	第51週	第52週
2020年	46	63	57	70	69

	12/30～1/5	1/6～1/12	1/13～1/19	1/20～1/26	1/27～2/2
	第1週	第2週	第3週	第4週	第5週
2020年	64553	90811	83037	89436	70076
	12/28～1/3	1/4～1/10	1/11～1/17	1/18～1/24	1/25～1/31
	第1週	第2週	第3週	第4週	第5週
2021年	69	73	65	64	64

出典：厚生労働省「インフルエンザに関する報道発表資料」より

医師らが新型コロナウイルスに感染してしまう恐れがあるためとしています。まったくふざけた言い分です。それは医学的に言うと誤診を招くただの怠慢です。

では、最近の新型コロナウイルスと例年のインフルエンザについて比較してみましょう。インフルエンザに関しては、２０１９年までは、毎年約１０００万人が感染しており、コロナウイルスは、インフルエンザのわずか20分の1の感染者数であることがわかります。ウイルス干渉説でいうインフルエンザウイルスに勝った20分の19のウイルスはどこにいったのでしょうか？ ウイルス干渉ではとても説明できませんが、なぜそうやってごまかす必要があるのでしょう。まあ、新型コロナウイルスの検査とインフルエンザの検査を両方したら、両方陽性になってしまうかもしれませんから。そんなことしたらウソがばれてしまうかもしれません。

●ウイルス干渉とは何か？

ウイルス干渉とはひとつのウイルスに感染すると、他のウイルスには感染しづらくなる現象と言われます。これがいかにウソか読者の皆さんは考えられるでしょうか。これは医原病の視点と同じであり、薬害や公害をみつける視点と同じです。医者は常にウソをつくのが基本で

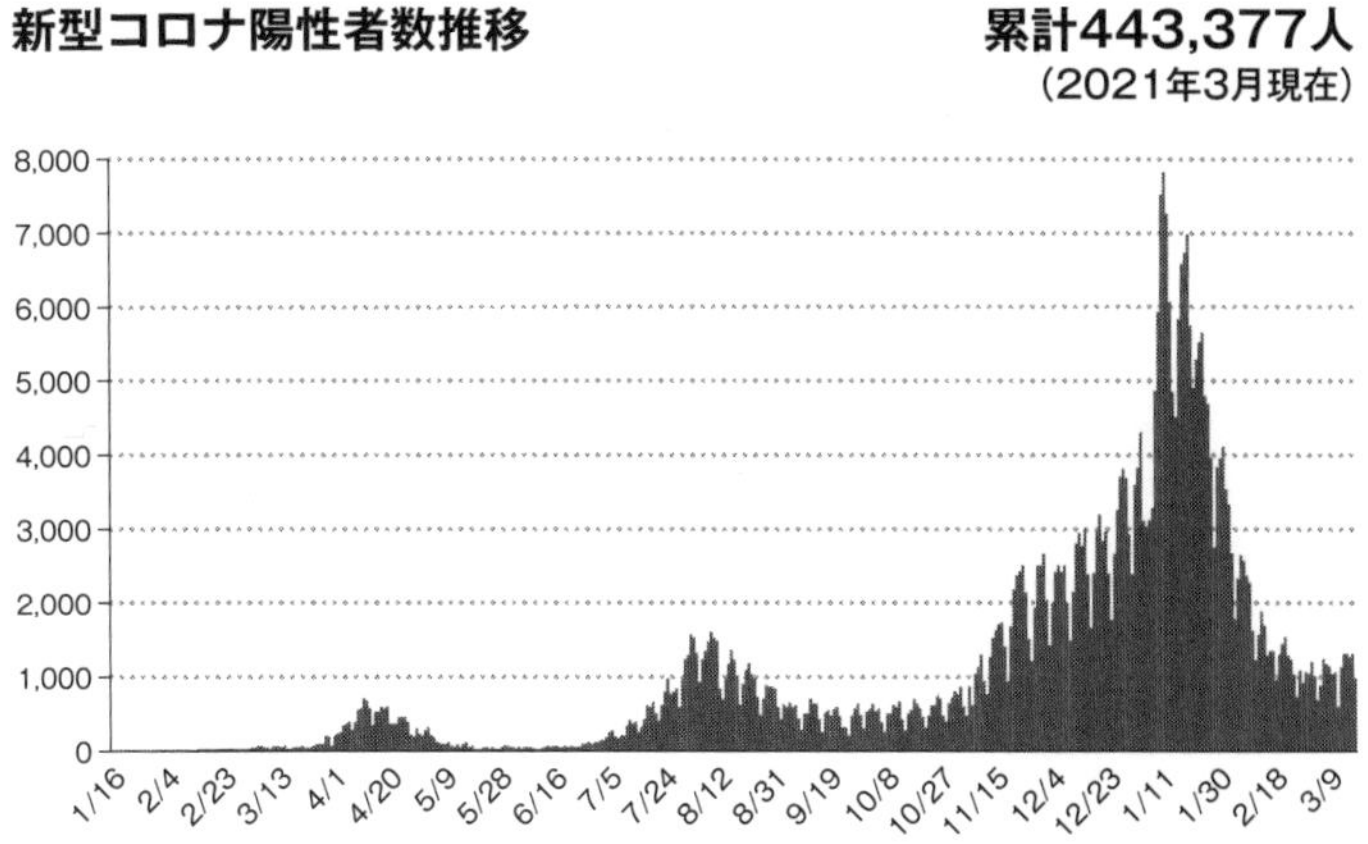

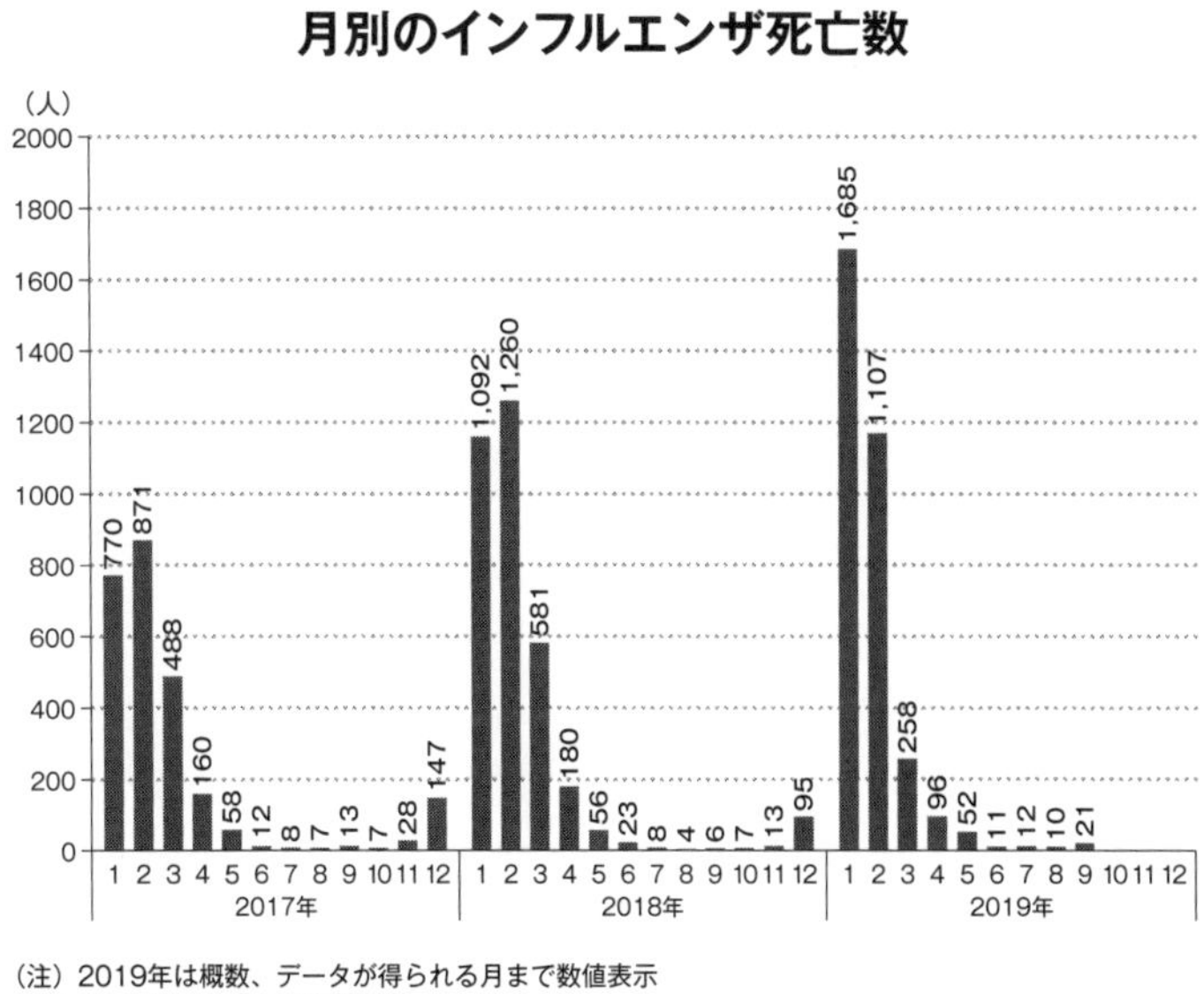

（注）2019年は概数、データが得られる月まで数値表示
出典：厚生労働省「人口動態統計」

すが、そのウソを考えるときに論文や研究という視点を持っている限り、見抜くことはできません。論文や研究は正しいというバイアスが入ってしまうからですが、基本とは何か、生物とは何か、社会的にみてどうか、歴史的にみてどうか、という視点こそ大事です。

ウイルス干渉の論文解説は字数の都合で割愛しますが、ライノウイルスでもアデノウイルスでも、コロナウイルスでも、インフルエンザウイルスと細胞を取り合うという理論です。

これをマスクや手洗いの徹底で、インフルエンザが極端に少なくなっていると説明する医者もいます。インフルエンザが極端に少なくなってしまうなら、新型コロナウイルスはもっと極端に少なくなってくれないと困ります。なにせ、インフルエンザウイルスはもともと新型コロナほど甘いウイルスではありません。流行期は一日に何万人も感染します。感染率、致死率ともにニュースで新型コロナが今日は数百人などと言っているのとはレベルが違うウイルスなのです。

しかし一番の問題は歴史的および社会的にみる理屈の破綻です。なぜ新型コロナウイルスが存在しなかった時代、冬にインフルエンザウイルスと風邪のウイルスは一緒に流行ったりするのでしょう。熱が出て病院に行きインフルエンザの検査をして、陰性なので風邪と言われた人は多いと思います。しかし風邪ウイルス（アデノやライノやコロナなど）がインフルエンザに押し勝って、インフルエンザを一日数十人にした時代はかつてありません。当然ながらこれまでの風邪ウイルスによる冬の一日の罹患人数は、新型コロナなど比べ物にならないほど多いです。なぜ旧型コロナウイルスはインフルエンザを駆逐してくれなかったのでしょう？

この時点ですでにウイルス干渉という理屈は、単なる数字の絵合わせにすぎない茶番なのがわかります。しかしそれでも、もしウイルス干渉という理屈が存在しているとしましょう。それでもおかしいことがあります。それにはまず新型コロナ感染者の数字が低いことと、社会全体のパーセントからみても低いことを知るのが大前提ですが、前述したようにインフルエンザの流行期はそんな甘いものではありません。そう、もしウイルス干渉が存在するなら、弱い新型コロナウイルスなど押しのけて、インフルエンザは一人勝ちしなければおかしいのです。つまり、新型コロナウイルスが存在しない時代でも、インフルエンザと普通の風邪がインフルエンザの流行期に同時に起こること自体がおかしいのです。インフルエンザが全部倒してくれなければ。しかしそうなっていません。

結局、インフルエンザの検査をせずに、新型コロナのＰＣＲ検査のみで感冒の原因を特定しているためにこういうことが起こります。新型コロナの死亡理由にしても本当は新型コロナではなく、実はインフルエンザである可能性も統計に入ってしまっているということです。

統計というのは常にウソをつきます。ＰＣＲが信用できない検査で誤診を多発させることは前述しましたが、仮に国家発表が正しいとしても、感染者の人数をみても、新型コロナウイルスは大騒ぎするようなものではないのです。

●新型コロナを他の病気と比較してみる

その他の疾患とも比較してみると、今の日本を包むコロナウイルス騒動の異様さがよくわかります。

新型コロナウイルスで亡くなった人の数は、２０２０年2月から２０２１年3月までの合計で、８５８８人であるのに対して、日本の死因1位である〝がん〟で亡くなった人は、２０１９年の1年間で37・6万人ですから、新型コロナの44倍。心疾患は20・７万人で、24倍、脳血管疾患は10・6万で、12倍となっています。新型コロナウイルスの危険性を訴えて、これほどまで大騒ぎするのであれば、がんや心筋梗塞などの原因を研究、生活習慣の改善を喚起するべきではないでしょうか。日本は世界一の社会毒大国なのに誰も何も言いませんね。

病気の種類	死亡者数	期間	出典
がん	376,392	2019年の1年間	厚生労働省の人口動態調査
心疾患	207,628	2019年の1年間	厚生労働省の人口動態調査
肺炎	95,498	2019年の1年間	厚生労働省の人口動態調査
自殺	19,415	2019年の1年間	厚生労働省の人口動態調査
インフルエンザ	3,571	2019年の1年間	厚生労働省の人口動態調査
不慮の事故	66,928	2019年の1年間	厚生労働省の人口動態調査
もちなど食べ物による不慮の窒息	8,379	2019年の1年間	厚生労働省の人口動態調査
脳血管疾患	106,506	2019年の1年間	厚生労働省の人口動態調査
老衰	121,868	2019年の1年間	厚生労働省の人口動態調査
新型コロナ	8,588	2020年2月～2021年3月	厚生労働省の新型コロナウイルス国内の発生状況から

餅など食べ物による不慮の窒息死は、8379人と、新型コロナの死亡者数とほぼ同等になっています。だからと言って、「死亡するリスクがあるから餅を食べるな」「高齢者はもち禁止」という話には決してなりません。加えて、自殺者数は新型コロナの死亡者数の2倍以上の19415人です。新型コロナ対策として、外出自粛を強制して、人と会うのを控えさせた結果、自殺者が増えてしまうのでは本末転倒です。

余談ですが、毎年増えていたがんによる死亡者数が、前年と比較して2020年度は約900人減少しています。がん検診が3割減と大幅減少したことが伝えられ、病院のコロナ対応のため、がんの手術件数自体も減っています。客観的にみれば、がんでの死亡者数は増えていなければおかしいにもかかわらず、減っているというこの事実は、いかに無駄な医療により、多くの人が亡くなっているかを示しているとも言えます。

●テレビウイルスと揶揄されるゆえん

2021年4月現在、連日テレビでは感染者数の拡大が報じられています。しかしコロナによる死亡者数、もっとも重要な致死率に関する報道はスミに置かれている感がないでしょうか。感染者増がそれほど死亡者数の拡大につながっていないことを巧みにかくしているようにもみえます。

世界中で多くの人たちが新型コロナのウソ、新型コロナワクチンの危険性を訴えていますが、結局少数のためにかき消されてしまっています。しかしその声には耳を傾けたほうがいいでしょう。そして、そのような人々が異口同音に叫んでいるのが、「テレビを信じるな、メディアを信じるな、テレビを消せ」というような内容です。これはその通りだと思います。

ここで、各諸国におけるマスコミへの信頼度を、考察してみたいと思います。

国民が新聞、雑誌、TVなどのマスコミを信じている割合は、欧米諸国と比べて日本では特に高く、その結果、日本のマスコミは国民の世論に対して大きな影響力を持っています。これとは対照的に、欧米諸国でのマスコミへの信頼度はかなり低く、とりわけ英国では政府よりもマスコミのほうが信用できないという結果が出ています。要するにマスコミはウソつきだという認識が高いわけです。

アメリカ、イギリス、スウェーデンなどの先進国7カ国とミャンマーを合わせた8カ国を対象にして、2017年~2020年に行われた世界価値観調査によると、日本では、テレビの信頼度は65％と、自衛隊（81％）、警察（79％）、裁判所（78％）、新聞・雑誌（68％）に続く数字となっています。これがアメリカでは、20％台、ドイツでは、30％台という結果が出ていることから、日本は先進国の中でもテレビや新聞への盲信が高い数少ない国と言えるでしょう。

これについては、大きな問題があります。ここ1年以上に渡る日本のマスコミの新型コロナウイルス報道はウソばかりですが、盲目的にそれを信じ込む人が後を絶たないという面があるからです。テレビや新聞こそがこの新型コロナ騒動を助長し、テレビウイルスなどと揶揄されるゆえんです。なお、２０１３年の内閣府の「生活の質に関する調査」によると、「マスコミなど報道機関への信頼度が高い人ほど幸福感が低い」という意識調査結果も出ています。やはり、こういった不安定な状況のときほど、マスコミが発するマイナスの情報をうのみにしない判断力とメンタルの強さが必要になってくるのではないでしょうか。

２０２０年3月6日から3月10日にかけて、世界10カ国、１０００人を対象に実施された「２０２０ エデルマン・トラストバロメーター　スペシャルレポート：信頼とコロナウイルス」の調査結果によると、日本人の約8割が新型コロナウイルスに関しての情報の信頼性を懸念していることが判明しました。

ニュースの情報源として、日本では「大手の報道機関」（77％）が最も高く、次に「ソーシャルメディア」（44％）と続き、三番目に「政府」（41％）が挙がっています。メディアの洗脳度数にはやはり根深いものがあり、逆にメディアを疑う思考を持つ者は、情報源を「ソーシャルメディア」に求めています。しかしソーシャルメディアも突拍子もない情報が後を絶たず、メディアは利権絡みのウソばかりだし、ネットは信じられないということで、右往左往しているのが今の日本人だと言えるかもしれません。

そもそもメディアというのは本来政治や権力を見張り、真実を追求するために存在しているのが建前だったのですが、もはやその建前は完全に失われ、「マスごみ」などと揶揄されるに至っています。前からその傾向はあったわけですが、顕在化したのは安倍晋三政権になってからでしょう。安倍政権はメディアと結託し、自分たちに都合の良い情報操作を多数行いました。そのことは、私だけでなく多数の著作家やジャーナリストによって指摘されている普遍的なことです。

それらのメディア操作は、新型コロナ騒動で一気に花開いたと言っていいでしょう。日々テレビに出てくるのは中立性とは程遠く、実際には専門知識のない御用学者の教授たち。なぜここまで徹底的に情報を捏造していくのかということを、国民は真剣に考えないといけないのです。

第4章

海外で死亡者数が多い謎、日本で緊急事態宣言が何度も出されることの問題

●経済学者からみた新型コロナ

新型コロナ問題について「We Rise」共同宣言で名を連ねていただいている、藤井聡京都大学大学院教授は、もともと、現日本政府の愚かさを揶揄していましたが、今回のコロナ対策における対応の悪さから、もはや「相当な馬鹿である」と断定されています。「We Rise」とは日本の有識者、医師、歯科医などが集まって、現行の新型コロナ対策に対して共同で提言をしている活動です。その中で特に「厚生労働省は、自粛の必要性について、その科学的根拠を示すべきである。また、新型コロナウイルスの存在を示す根拠となる科学論文を示すべきである」とうたっています。

http://www.werise.tokyo/declaration/

藤井教授は「馬鹿」の根拠として、以下の5つの例を挙げて、統計的に解説しています。

(1)現時点のコロナの健康被害は、インフルエンザとほぼ同じで、かつ、肺炎や自殺よりも圧倒的に低い。

(2)「自粛」がコロナの感染抑止に対する影響は、統計的には確認できないくらい小さい。

(3)コロナの感染拡大と感染縮小のパターンは、気温の変化パターンにおおよそ支配されている。それは、自粛を一切していない旧型コロナ（つまり普通の風邪）のそれと同じである。

(4)政府からの自粛要請中に「補償」もあわせてしっかり払えば、人々はより強く自粛するし、自粛要請を解除した後の人々の活動量の復活もより大きなものになる。

(5)なお、自粛させると、経済が冷え込むのは確実である。

つまり現在の日本政府は、コロナ被害は欧米に比べて圧倒的に低いのに、国民に対して中途半端に「緊急事態宣言による自粛生活」を強いながら、十分な補償をすることもないので、一般庶民たちは、みんな大変な目に遭っている、経済面の問題だけでなく、自粛生活による孤独感から自殺を図る若者が急増しているという主張です。

本書のように、データそのものが信用できないという観点ではありませんが、一般データからみてもおかしいという論説は非常に説得力があると言えるでしょう。

●海外の死亡診断がそもそも間違っているという問題

こうやって説明を繰り返しても、奴隷のようにテレビ洗脳されている人々は疑問を持ちません。私だけでなく多くの専門家たちが問題点を指摘しても、新型コロナ騒動を批判する専門家はテレビには出てこないので、考える機会をあたえられていないのです。

そして深く考えない人たちが一番不安に思うのが、なぜ海外の死亡者数が多いのか？ということではないでしょうか。その原因の一つとして、ＰＣＲ検査数や抗体検査数の違いはわかると思います。しかし、仮に日本のやり方に問題があるとしても、海外では死亡者数が多く、多くの国でロックダウンしていると報道されれば、一般の人はイチコロで騙されてしまいますよね。

ここで改めて、世界各国のＰＣＲ検査数の違いについて比べておこうと思います。

２０２０年4月の段階で、日本はＯＥＣＤ（経済協力開発機構）加盟国36か国中35位で、検査率は0・18％と、世界各国と比べてもその検査数の少なさが際立っていましたが、2020年8月の段階でも、サイト「ワールドメーター」によると、PCR検査数の世界ランキングでは、日本は150位前後とランクされており、0・61％にとどまっています。また、比較的最近の2021年1月時点での時事通信社の記事によると、日本のPCR検査数は4.4％という数字が出ています。世界各国が急ピッチで検査数を増やしているのに対して、コロナ発生から9ヶ月経過した時点でも、特に日本では大きな伸びはみられません。

こういった状況とPCRのウソが理解できれば、海外で患者数が多い理由も、死亡者数が多い理由も、日本で感染者数や死亡者数が増えていると言われる理由も、すべてご理解いただけるかと思います。ようするに無症候者でも患者に仕立て上げられてしまうので、検査数を増やせば増やすほど患者数を増やせますし、死亡者数も増やせるわけです。実際に、御用学者でない識者の中には、検査数を増やしたり、むやみやたらに誰でも検査しても意味がないことを指摘する人はたくさんいます。

しかし海外の死亡者数に関する一番の問題点はそこではありません。死亡者数が多い理由はまったく別なのです。第一の理由は死亡診断の仕方であり、死亡診断書問題なのです。これに関する有名なニュースとしては、医師のスコット・ジェンセン氏の告発があります。アメリカのＣＤＣ（米国疾病対策予防センター）が医療機関に対して、「死因が判明しない者やわからない者に対して、可能性が高いなら死亡診断書にコロナ死亡と書いてよい」という通達に関しての告発です。

コロナが死亡理由でなくてもコロナで死んだことにできるのだから、医者であり上院議員でもあるジェンセン氏が問題視するのも当然でしょう。しかもこういった状況は一年以上もずっと続いていて、当初よりもさらに、そのように診断する風潮が強まっているのですが、誰も疑問に思っていないのが実情です。

ＷＨＯも「疑わしきはコロナと診断の方針」と公式発表で述べていて、欧米がもっともそれを遵守しています。これまでの歴史上、ウイルス疾患でこのような方針を決めたことはありません。

さらに言うと基礎疾患の問題があります。死因を決める際、仮にコロナであってもインフルエンザであっても、それで基礎疾患が悪化した場合、それらのウイルスが死亡原因になることは医学の世界ではありえません。日本でも海外の死亡診断書でも、仮に腎臓が弱い傾向の人がいて、ウイルス感染後に腎不全で亡くなってしまったら、それは腎不全で死亡です。もしこれをウイルス感染死にするのであれば、なぜ今まで他のウイルス感染死を取り上げなかったのでしょう？　この診断基準でいくと、例年におけるインフルエンザの死亡者数も数倍から数十倍に跳ね上がることでしょう。

今までウイルスによる感染死を取り上げなかったのは、当然ながら死亡統計が狂ってしまうからですが、新型コロナだけやり方を変えてしまったのです。こんなに弱いウイルスなのになぜ死亡診断書にその死因を書き込むのか、ということを考えるのは非常に大事なことです。

これらの問題点を指摘する声は海外には多く、たとえば米国の大手情報サービスのブルームバーグの報道によると、イタリアでのコロナ死亡者とされていた99％が、実はコロナが死亡の原因ではなかったと報じられています。

イタリア国立衛生研究所が再検証したデータでは、死亡診断書の12％がコロナウイルスによる直接死亡で88％は違う死因でした。コンゴではノーベル平和賞受賞者のデニ・ムクウェゲ博士が、コロナ対応チームから離脱しました。理由は「どんな病気もどんな死亡もコロナウイルスが原因だと公表しろ」という弾圧を受けたからです。しかし数字上のウソはこれに留まりません。

たとえばアメリカの場合、ウイルスソフト会社McAfeeの創業者、ジョン・マカフィー氏が「NYの死亡率高過ぎ。新型コロナにすると病院が国から約416万円もらえることと関係あるの?」とツイートして話題になりました。また、「NY市は新型コロナで1万1000人死んだ。東京は人口世界一の過密都市なのに93人」とも。これは素人の着眼点としてはとても鋭いでしょう。

アメリカ政府が病院に払うメディケアの補償額は、通常の肺炎の場合は5000ドルですが、新型コロナと申請すれば1万3000ドル、さらに人工呼吸器をつける状態になれば3万9000ドルになります。救急で運ばれて来た患者の主な疾患が感染症でなかったとしても、医療処置をしたり入院の必要が生じれば、当然コロナ検査をします。そこで検査で陽性と出ればコロナ感染者であり、新型コロナによる死亡と死亡診断書に記載できます。それを国が推奨しているし、おカネがもらえるのだから病院側は喜んで協力するでしょう。

さらに米国のカイザーファミリー財団(KFF)は「コロナ類似の症例は1万3297ドル、人工呼吸器装着で4万218ドル。コロナ認定でそれぞれ20%上乗せされる」と述べていて、そういった上乗せの可能性もあります。このようにして死亡者数が水増しされているのが現状で、それはおカネによってつくられています。表向きの理由は「コロナにかかわる仕事をしてもらってありがとう」という意味合いです。裏の意図は、陰謀論で述べられているように、何らかの理由で人々の恐怖心を煽るため、数字を拠り所としている情報弱者を騙すためであるかもしれません。

日本でも厚生労働省新型コロナウイルス対策本部は、都や保健所に対して、新型コロナウイルス感染症患者について厳密な死因を問わないこと、陽性者であって入院中や療養中に亡くなった方について、厳密な死因を問わず新型コロナウイルス死として数えるよう通達しています。

このように日本も世界に追随しだしたのですが、これは統計として決定的な間違いであり、正確な情報を得ることができなくなります。ことさらに数字だけを大きくみせることとなり、実態把握ができなくなるわけです。

つまり、すでに出ている世界中の致死率も感染者数も大ウソで、分母の設定が間違っているため、ほかのウイルスとの比較にさえなっていないのです。少なからぬおカネのために診断数が水増しされ、基礎疾患がある人の死亡原因はごまかされています。それは日本でも通達がなされた2020年6月18日より顕著になり、誤診がどんどん積み重なっている状態です。

2020年は肺炎による死亡者が激減していますが、このような要因も大きいのではと思います。

とは言え、日本の死亡者数が欧米に比べて少ない理由は、議論の的になっています。これについては完全な結論は出ていませんが、この現象の原因は、「ファクターX」などと呼ばれています。これまでに出した検査数の少なさは大事な要因ですが、私の推測としては、欧米の殺菌文化が一つの要因です。殺菌するほどに微生物が間接的に人間を守るバクテリオファージは失われ、菌が近くにいることで養われる免疫適合も失われます。日本はまだまだ微生物文化が根強い国ですが、たとえば梅干しや味噌にウイルス防御効果があることは、研究でも認められていることです。

上記以外の要素で、かなり影響しているのではと私が推測しているのは、靴文化です。どの国がどこまでの靴文化なのか調べ尽くしてはいませんが、靴はさまざまな微生物やウイルスを付着して運んでしまいます。日本は世界で最も玄関文化が浸透した国と言われており、これは建物内へのウイルスの侵入を防ぎやすくする要因になっていると思われます。体表、粘膜上、腸内などの微生物を殺すことなく、リスクマネージメントできているのが優れたところかと思います。

もちろん、これだけで全面的に防げると思わないことは大事ですが、過剰に反応したり、殺菌にばかり走っているから、今の状況とバカ騒ぎがあるのだと思います。

第5章

新型コロナ情報で垂れ流される さまざまなウソ

●後遺症が怖いというウソ

後遺症の調査報告が最も早かったイタリアでは、143人の回復者の87％が、コロナ回復後に何らかの後遺症を訴えていると述べています。症状は、倦怠感が53％、呼吸困難感が43％、胸痛が22％でした。日本では回復60日後の63名に対しての電話調査で、嗅覚障害が19％、呼吸困難が18％、倦怠感16％、咳嗽《がいそう》8％、味覚障害5％と続いています。また、24％に脱毛がみられたとあります。

中国武漢市での後遺症についての調査結果が、2021年1月に医学雑誌の「ランセット」に報告されました。この調査の解析対象は、新型コロナウイルスと確定診断されて武漢市の病院に入院し、2020年1月7日～5月29日の間に退院した患者1733例で、年齢中央値は57・0歳で男性が52％でした。追跡調査の結果、倦怠感と筋力低下が63％、睡眠障害26％、脱毛22％、嗅覚障害が11％でした。この結果から半年後の主な後遺症は倦怠感と筋力低下、睡眠障害などとなっています。また、重症度が高いほど肺の拡散能の低下や、倦怠感、筋力低下、不安神経症などの頻度が高くなると報告されています。

まずここまでをみて一般の方はどう思われるでしょうか。おそらく最初に気づくのは、風邪やウイルス疾患にありがちな普遍的症状が多いということです。倦怠感、咳嗽、呼吸困難感、睡眠障害、筋力低下などは発熱して寝ていれば、必ず起こる症状と言えます。つまり、メディアとしても御用学者としても、普遍的な症状をまるで新型コロナだけで起こるように、印象操作している様子がうかがわれます。まさに一般人の無知を利用しています。たとえば感冒後咳嗽は西洋医学の教科書にも記載されていますし、非常によくある症状として漢方薬などを使われることも多いのです。

また、新型コロナ陽性の人がマンションやホテルにいるだけの、まるで軟禁のような状態になっていることもよく報道されています。そのような環境下にある人たちの症状を新型コロナウイルスの後遺症として扱うのは、医学的に考えてもおかしいのです。背景因子をまったく考慮していないのは論外だと言えます。

次の問題として、味覚障害、脱毛、嗅覚障害など、一般の風邪でもあまりなじみのない症状があります。しかしこれは一般人にはなじみがないということを理解する必要があります。医者の立場で現場を知っていれば、これらの症状はウイルス性疾患ではよくみられる症状ということを知っています。ヘルペスの神経障害などを思い浮かべればいいかもしれません。しかし新型コロナ後遺症問題はこれらの症状がありがちな症状に過ぎないというだけでなく、もう一つの問題を抱えています。

それは新型コロナに対する治療の問題です。どんな治療が行われているか病院ごとでもズレがあるため、これをデータ上にまとめるのは無理があるかもしれませんが、新型コロナウイルスに効くと言われてさまざまなクスリが使われています。通常の風邪やインフルエンザのときには絶対に行われない、ウイルス感染として間違った治療は日々行われていますし、新薬的なノリで使われているクスリが一体どんなものなのか、深く考えている人はいないわけです。

つまり後遺症の多くはウイルス感染によるものでなく、インチキな治療や治療薬による後遺症である可能性が高いということです。残念ながらそれがどれほどの割合なのかはわかりません。誰もそんな研究を現場でしたことがないからです。私も多くの相談を受ける中で推測しているだけですが、独断と偏見で言うなら30％～50％は医原病によって何らかの後遺症が引き起こされていると考えています。

●新型コロナと旧型コロナは何が違うのか？

そもそも論として大事なことを考えてみましょう。

新型コロナと言いますが、いったいこれまでのコロナと医学的に何が違うのでしょう？　新型コロナウイルスの現在の正式名称はＳＡＲＳ－ＣｏＶ－２であり、本当は新型ではないのです。ＳＡＲＳ（重症急性呼吸器症候群）は２００２年～２００３年に流行ったとされるウイルスですが、現在、新型コロナと呼ばれているのはこの近縁ウイルスなのです。

冒頭でも述べたように、コロナウイルスは7種類あり、アルファコロナウイルス属に２２９Ｅ、ＮＬ63があります。ベータコロナウイルス属にＨＫＵ－１、ＯＣ４３、ＳＡＲＳ ＭＥＲＳがあります。この中で一番似ているのがＳＡＲＳウイルスで79・６％の相同性をもち、新型コロナウイルスはベータウイルス属でＳＡＲＳに似ているということから、ＳＡＲＳ－ＣｏＶ－２の名前が定着化しました。

ＳＡＲＳは、もともとコウモリのコロナウイルスの変異型であると言われてきました。ＲａＴＧ13と呼ばれるコウモリコロナウイルスが最も新型コロナに似ており、96・２％の相同性があります。そしてＳＡＲＳウイルスはＡＣＥ２の受容体に結合するのですが、その特殊な部分は全身をウロコで覆われたセンザンコウという哺乳類の持つSARSウイルスと極めて相同性が高く、97・4％となっています。

つまり全体の遺伝子配列としてはコウモリウイルスに近く、受容体はセンザンコウに近いウイルス配列になっています。これを政府の御用学者は収斂《しゅうれん》進化と呼びます。つまり、新型と呼んでいますが本当は新型ではなく、コウモリウイルスとセンザンコウウイルスが混ざったような変異型のウイルスだということです。

以前のSARSウイルスが廃れた後に、比較的似ているが変形のウイルスが流行り、そこに恐怖のイメージが先行して新型コロナと名付けられたわけです。

米国立衛生研究所（NIH）は、SARS‒CoV‒2（新型コロナウイルス）と受容体との親和性はSARS‒CoV（従来のコロナウイルス）よりも10～20倍高いことを報告しました。つまり、新型コロナウイルスは、非常にかかりやすいウイルスだということがわかったのです。

しかしこれは、多くの人がかかるために母体数が増えるということなので、死亡リスクは非常に低いということにつながります。なので、SARSと同じように怖いウイルスと思うとおかしくなるわけです。ウイルス学では、感染力の強さと毒性は反比例するとも言われています。

医学的に言うならＳＡＲＳウイルスと名前や遺伝子配列は似ていますが、ＳＡＲＳより圧倒的に細胞に入りやすく、死亡率や重症化率ははるかに低いウイルス、それがＳＡＲＳ－ＣｏＶ－２の正体なのです。

●病原体を特定するための基本であるコッホの原則

コッホの原則とは、感染症の病原体を特定する際の指針のひとつです。この原則はドイツの細菌学者ロベルト・コッホがまとめたものです。１８７４年にコッホは、炭疽症の病巣部から炭疽菌を発見しました。さらに炭疽菌を分離培養し、動物に接種して炭疽症を起こさせました。そして、その動物の病巣部からも炭疽菌が分離できることを証明しました。コッホはその後、この原則を用いて結核菌やコレラ菌も発見しました。

「コッホの原則」の原理は、以下の４つです。

(1) ある一定の病気には一定の微生物が見出されること

(2)その微生物を分離できること
(3)分離した微生物を感受性のある動物に感染させて同じ病気を起こせること
(4)そしてその病巣部から同じ微生物が分離されること

病原体を特定するには、このコッホの原則を守るように努めなければいけません。

●新型コロナウイルスはいつどこで証明されたのか?

結論から先に述べると、新型コロナウイルスは、まだその存在は証明されていません。こう言うと、皆さん驚くかもしれませんが、新型コロナウイルスは前述したコッホの原則に基づき、正しく分離抽出されているとは言い難いのです。

カナダ国立研究評議会も、『地球上で誰も「COVID－19ウイルス」(SARS－COV－2)を分離特定したという記録はない』との見解を示しています。

また、上述したCDCも、分離抽出し定量化された新型コロナウイルスを保持できていないため、人工的に作られたRNA(リボ核酸)を使って評価テストを行いました。さらに、イギリス保健省も、新型コロナウイルスが分離された記録はないとしています。ウイルス株が存在しないため、それに該当するであろうRNAを人工的につくり、それを新型コロナウイルスとしているのです。なぜこんなことになってしまうのでしょう？　それを知るためには、SARS–CoV–2の起源を追わねばなりません。

まず新型コロナウイルスを定義するためには「基準となる新型コロナウイルス（オリジナル）の遺伝子配列」が重要なのです。それを示す論文が、『A new coronavirus associated with human respiratory disease in China』と呼ばれるものです。業界では、いわゆる『中国論文』と呼ばれています。この論文は武漢で肺炎を発症した患者の肺から採取した体液（BALF液）から、既存のコロナウイルスなどを取り出し、残ったものから、それが新型コロナウイルスの遺伝子配列だろうと推定しています。実はこのように結構あいまいな内容の論文なのです。

そもそも多数の細菌やウイルスの中から遺伝子配列を推測しているので、間違いが起こるのではないかと指摘されています。それを提唱している代表者が、徳島大学免疫学名誉教授の大橋眞氏です（この大橋氏も、我々の「WeRise」共同宣言に署名してくれています）。大橋氏は、常在性の他のウイルスや混ざったものを拾っているかもしれないと問題点を指摘しています。

本来、病原性のウイルスの分離や同定の作業と培養クローン化していく作業は、何週間もかかります。それを一つずつやるのは気の遠くなるくらい細かい作業と言えるでしょう。それを短期間で行い、さらに論文に書き上げることなどはなかなかできません。しかも中国論文の執筆者たちはウイルスの分離同定をしていないのです。

問題はここからです。実はこの論文を作成した中国人グループおよび武漢の研究所は、論文を出したわずか10日後くらいに閉鎖してしまっているのです。これは見過ごすことができない問題です。世界に向けて新型コロナウイルスを「発見したかもしれない」という内容の論文を発表した、その大元の組織が閉鎖してしまっては、当時の情報もオリジナルウイルスや検体さえ、どこに行ってしまったかわかりません。最も重要な情報と経験を持っているはずの研究所を、なぜ閉鎖してしまうのかを、皆さんはよく考えてみる必要があります。そして、この閉鎖された研究所の論文とそこに記載されたウイルスのゲノム配列が、ＮＣＢＩ（米国国立生物工学情報センター）に登録されているわけです。

このＮＣＢＩには、人間や動物に感染するウイルスとして５５６１種類の遺伝子配列が登録されているのですが、新型コロナウイルスの場合、オリジナルウイルス自体はなく、登録されたデータがあるだけです。中国論文には、推定しているウイルスが患者の肺の体液の中に大量に発生していたと書かれています。しかし、ウイルスは非常に小さいので、元々オンタイムで人体内にたくさんいるということを証明できません。そのため、ＰＣＲ検査などを使うわけです。現在公開されている新型コロナウイルスの写真も、電子顕微鏡によって特殊な条件下で撮っているものなのです。

ＰＣＲ検査とウイルスの存在証明および病原性の証明は別だというのは基本的な話です。そもそも中国の患者はＣＲＰ（採血でみる炎症所見）が41と非常に高値ですが、典型的なウイルス感染症はこのＣＲＰ値が上がりません。そしてこの患者は多数の薬を飲んでいた基礎疾患がある人でした。これは潜在的にさまざまな菌の感染症になりやすい、弱いウイルスにもかかりやすいことを意味し、非常に高い炎症所見はウイルス疾患でない可能性を示唆します。それなのになぜウイルス性肺炎であるように推定しているのでしょうか？

さらに問題があります。日本の国立感染症研究所は1月31日に、中国武漢の研究論文に記されたウイルスと、遺伝子配列が99・9％同一の新型コロナのウイルスの分離に成功したと発表しました。しかしその後、この情報を元のウェブからこっそりと削除しているのです（以前、発表したものはネットでみられます）。これも見過ごすことのできない重要な問題です。これは日本で分離に成功した新型コロナ第一号となるはずであり、そのデータと元ウイルス、どのような方法をとったかなどの一連の情報は、もっとも大事で保存しておかなければならない情報です。日本でこんなに新型コロナウイルスが問題視されているのであれば、「分離したオリジナルのウイルスはこれだよ」と、今でも試験管でみせられるくらいでないといけないはずです。こっそり削除するとは、どれだけ後ろめたいのでしょうか？

しかも面白いこぼれ話があります。こちらも知己である日野市議会議員の池田としえ氏の話です。池田氏は議会質問で、「ＰＣＲ検査が新型コロナを検出しているという科学論文、新型コロナの存在を証明する科学論文、この2つの論文が存在しているというエビデンスを提出できますか」と問いました。すると日野市の健康福祉部長は「国や関係機関にも問い合わせしていますが、探し当てることができていません」と回答しているのです。この議会の動画は正式に、YouTubeなどでも目にできるでしょう。

もし新型コロナウイルスが存在証明できているのであれば、御用学者の人たちは、国や厚生労働省や関係機関に教えてあげればいいのですが。

もう少し医学的な話をしますと、「新型コロナウイルスは培養やクローン化できている。だから根拠はある」とする医学者もいます。イギリスの総合学術雑誌「ネイチャー」に投稿された論文の中で、SARS–CoV–2と「おぼしきもの」をVero E6細胞（培養細胞）に感染させ、反応がみられたとする報告は存在します。そのクローンウイルスは、WIV04（GenBank: MN996528.1）と名付けられ、ジーンバンクに登録されています。

クローン化されたWIV04ウイルスを培養細胞に感染させるとまたウイルスが増殖することは報告されていて、再現性がないわけではありません。これはこれで頭から否定しても仕方ないことだと思います。ただ、それらの自称医学者たちはここまでに書いてきた矛盾や疑問点に、何の回答も示してはくれないわけです。

これらのことを考慮していくと、余計に訳がわからなくなるというのが一般人の正直なところだと思われますが、まったくその通りです。新型コロナウイルスと呼ばれていますが本当は新型ではなく、以前のSARSウイルスが廃れた後に比較的似たウイルスが流行り、最初は恐怖のイメージが先行して新型コロナと名付けられました。しかし、それらは存在証明されていないと各国で報道され、大元の中国の研究所はすぐに閉鎖され、日本の国立感染症研究所で分離に成功したという報告はこっそり削除されていました。

また新型コロナウイルスの変異は自然変異としてあり得ないとする有名学者が多数おり、コウモリとセンザンコウを混ぜた「キテレツウイルス」で、新型コロナウイルスの第一号患者として認定された症例を医学的にみても、ウイルス性疾患であることに疑問ばかりが残ります。それが中国論文に掲載され、ウイルス配列がＮＣＢＩに登録されました。さらにそれを基に研究が続けられ、ＳＡＲＳより圧倒的に細胞に入りやすいらしく、動物実験やクローンウイルスの研究は継続しているのに、オリジナルウイルスはもう存在していないという話なのです。

結論を言えば、私にもこのウイルスの正体はわかりません。大橋氏が述べるように常在性ウイルスやキメラウイルスである可能性もあると思います。しかし推論として私の意見を書かせてもらうなら、やはりこれは人の手が入った人工ウイルスの可能性もあるのではないかと思っています。これまでのデータだけでなく異常なまでのメディアのウソの煽り、ワクチンへの急な道筋、社会管理や政府のやり方をみていると、とても普通のウイルスとは思えないのです。

少なくとも医学的にも科学的にも、ここまで破綻した状態でワクチンなどつくりようがないのは、確かだと思いませんか？

●人工ウイルス説はどこまで本当？

テレビは常にウソばかり放送することは述べてきましたが、大手メディアや政府の動きとは逆に、ネットやSNSでは新型コロナに関する真実探しに没頭する人たちが今も多数います。中には真実でない情報もたくさんあり、無理やり真実にしようとするうさんくさい情報も多く、何を信じたらいいかわからない人も多いでしょう。

極論を言えば、今でも何が真実かは結局わからないのです。よって、まずは真実がどうかなどということよりも、すべての情報をうのみにせずに、これまでの流れを冷静に振り返ってみましょう。

新型コロナの人工ウイルス説は当初からささやかれていました。しかも、それなりの信憑性があります。日本でも週刊誌や大手ではない新聞、雑誌がそのネタを掲載していました。人工ウイルス説の根拠はいくつも公開情報として出てきており、陰謀論以外の根拠としては、いくつもの研究団体や何人もの学者が、「自然変異としてはウイルスの配列がありえない」と説いていることがあります。

米国に亡命した中国の実業家・投資家である郭文貴《かくぶんき》氏が、中国共産党が武漢肺炎ウイルスは人工合成の産物であると事実上認めたことを明らかにしました。

また、アメリカの生物兵器法の創案者であるフランシス・ボイル博士は、彼自身の報道や取材の中で、明確にこのウイルスが人工であることを述べています。ノーベル生化学賞を受賞したリュック・モンタニエ博士も、人工ウイルス説について指摘しています。理由はみな同じで、遺伝子配列が自然界ではあり得ないからです。

●あらゆる可能性を考慮する

ウイルスの歴史を振り返ると、人類は他者との交流や動物との頻回な接触によって、新たなウイルスに暴露されてきました。さまざまな動物を食料などとして扱い、衛生状態も悪く、人口の多い中国はウイルス変異の起こりやすい国ではあります。そのため、人工でない可能性も、もちろん頭に入れておく必要はあります。

一時、新型コロナウイルスの発生を、定番の人工ウイルス説＝人口削減のための陰謀論とつなげ、「ワクチン普及を広げるために、人工ウイルスを垂れ流した」という説を、まことしやかに広める自称事情通がSNSに溢れました。いかにも初心者が飛びつきそうなセンセーショナルな話題ですが、ことはそう単純ではありません。

そもそも中国、武漢のあたりはまだまだ古い都市圏であり、元々衛生管理も行き届いていません。過剰なほどの衛生管理主義の日本からは想像もつかない環境です。そんな環境下で、世界中の人が交流したりさまざまな動物が交流したり、それらの動物を食べたりしていれば、正直、何が起こるかわかりません。よって自然発生ウイルスと人工ウイルスと、両方の可能性を考えながら情報を調べていくのが賢明でしょう。

ちなみに今回のコロナウイルスが広がるにあたり、ワクチンがあらかじめ開発されていたという噂が出回っていますが、これもそれなりに根拠はありそうです。少し話はそれますが、日本のノーベル賞学者で誰とは言いませんが、コロナが危険だとかマスクをしろとか、ジョギング中もマスクをしろとか、クスリやワクチンの開発が大事だなどという、医学の基本も無視してカネに魂を売った者が複数人います。まったく恥ずかしいウソつきたちです。

話を元に戻すと、仮に人工ウイルスだとすれば、なぜそのようなものをつくって垂れ流したのか？　をまず考えないといけません。また人工ウイルスでないとすれば、なぜこんなウイルスが出てきたかを考える必要があります。すべての物事には必ず原因や理由があるのです。

9・11が起こされたのも、スペイン風邪（今のコロナとよく比較される一大感染症）が広まったのも、すべて何らかの意図や理由があります。新型コロナであっても、なぜ重症化するのかも、なぜメディアがこれほどまでに恐怖心を煽っているのかも、その背景にはすべて理由があるのです。

第6章　今の対策には本当に効果があるのか？

●最大の問題はマスクに効果がないこと

毎日、「マスクをすべきだ」と人々は言い、人に移さないためのエチケットだと言っています。マスクに疑問を感じながらも、会社など所属する組織のしがらみでせざるを得ない人も多いでしょう。

しかし、そもそもマスクには効果があるのでしょうか？　結論から述べれば、現在の世界におけるマスクへの信仰は、悪魔崇拝のレベルにまで歪んでしまっていると言ってよく、マスクにウイルス感染を予防する効果などありません。

医学的に言えば、マスク自体の網目がミクロレベルではスカスカで空気を通すので、ウイルスの大きさは素通りしてしまうため感染を防げません。また、マスクの横からのほうが空気は入って来やすくなっているので、マスク自体で防げることはありません。マスクには、唾などに付着したウイルスで感染する飛沫感染を防ぐという建前はあります。確かに飛沫は粒子が大きいので防げますが、粒子が小さいとやはり防げません。

また、人に移すのを防ぐためのエチケットだと言う人もいますが、これも科学的には間違いです。たしかに、実際に感冒の症状がある人がマスクをすることには多少の意味はあります。しかし熱もなく症状もなく、仮に少しのウイルスを持っている人がマスクをしてもしなくても、人に感染させるリスクは変わりません。そもそも無症状感染なる考え方が出てきたのもSARS-CoV-2以降ですが、なぜ感染者数がケタ違いに多いインフルエンザ時代から、そのことを言わなかったのでしょうか？

有名な研究としては、中国の武漢で行われたものがあります。発生地の武漢ではすでに収束しているわけですが、その後1000万人に対して行われた調査では、SARS-CoV-2の無症候者による蔓延は、まったく発生していないと報告されています。

そもそも、マスクをつけることで周囲への感染を防げるのであれば、かなり長期間99・9％以上の人がマスクしているのだから、もう感染は収束していないといけないのです。

実際に、感染している人はみなマスクを着けていた人ばかりなのです。マスクを着けていない人が感染を広げているのだ、という差別感丸出しのウソを平気で言う人がいますが、まったく科学的根拠はなく、むしろマスクを着けているほうが、結果を悪化させているのです。これは医学的には当たり前の理論です。

マスクは網目の関係から大きい粒子を止めますが、その中には粒子にくっついた雑菌やウイルスがいます。口腔内の菌、外からの菌、外からのウイルスが混在し、マスクの中は、一般人に言わせるところの不衛生な状態です。さらに、マスクは付けっぱなしでいると、雑菌やウイルスが繁殖しやすくなります。つまり自らウイルスを培養しているようなものなのです。しかも、すべての人はそのマスクをすぐ手にしたり、外したり、挙句には、その手でまたどこかを触ったり自分を触ったり、人に触ったりします。これらは非常にリスキーなわけです。

マスクの危険性はそれだけではありません。酸素濃度が下がることにより人間の体内におけるミトコンドリア活性を下げる危険性があります。ミトコンドリア活性が下がると免疫力が下がります。酸素濃度が下がることも人間の免疫力や体力の低下にかかわりますし、脳機能を阻害することになります。その結果、子どもの脳の発育問題を生じたり、老人の認知症問題を引き起こしたり、成人でも精神的な問題を誘発する可能性があります。

マスクは酸素濃度を下げるだけでなく、二酸化炭素濃度は中毒値に近くなるほど上がります。酸素濃度や二酸化炭素濃度は測定すればわかりますし、こちらも同じような問題を引き起こす恐れがあります。

文化的、精神的な意味では、マスクは自分の顔を隠し、姿を隠し、口を隠します。これは、自分を着飾ったり、ウソをついたりごまかしたりすることに通じます。犯罪者がサングラスをしてマスクをしているシーンを思い返せばいいでしょう。そして歴史的にはマスクは奴隷を喋らせないために、着けられていたものでした。つまりこの世界で最も失礼で最もエチケットを守っていないのは、マスクを着けて人としゃべるという行為なのです。

●過剰な手洗いやうがいがもたらすもの

手洗いやうがいはウイルス感染予防に逆効果となる可能性があります。マスク同様、強迫的に手洗いやうがいをしている人がたくさんいることでしょう。それでも感染を防げてはいません。研究も同様ですが、人体の仕組み、微生物の特性を理解していないからそうなります。

過剰な手洗いやうがいも殺菌文化が招いたものですが、手洗いやうがいを薬物で過剰に行うと、確かにそのときは雑菌やウイルスは死滅しやすくなります。しかしその効果は当然そのときだけであり、すぐにまた雑菌やウイルスは入ってきます。そして問題は手洗いやうがいがもたらす弊害に気づいていないことです。

たとえばのどや口は粘膜によっておおわれていますが、粘膜上には多数の粘液、常在菌、免疫細胞などが存在しています。手であっても表皮には皮脂による皮膚バリア、汗、常在菌などが存在しています。これらは防御機構であり殺菌などより圧倒的に効果が高いのですが、過剰な手洗いやうがい、薬物による手洗いやうがいは、これらをすべて流して殺してしまうのです。つまり過剰な手洗いやうがいによって、自らの免疫力を下げているということです。

本当にウイルスを防ぎたいと願うなら、過剰なうがいや手洗いをやめることです。特に消毒剤や合成界面活性剤入りの洗浄剤で手を洗ったり、歯磨きしたり、うがいするのは最悪です。私自身は家に帰っても職場に行ってもうがいはしません。手洗いは泥汚れなどがあるときは水洗いをするくらいで、油汚れがあるときは石鹸で洗います。それでも気になる人は好きにやってもらえばいいですが、それは水道水だけで十分事足ります。

●栄養状態や免疫を考慮しない御用学者たち

これまで度々述べてきたように、SARS−CoV−2は恐れるようなウイルスではありません。数々の誤診、恐れを煽るだけの捏造されたデータ体系、ウイルスの本質を考えれば当たり前のことです。しかしそうは言っても気になるのが素人の一般人だと思いますし、その気持ちはわかります。そのとき、一番気を付けるべきなのは無駄で有害なマスクを着けるよりも、弱毒ウイルスにかからない強い心と体をつくることなのです。

最も身近で一般人にもできることは、栄養状態をよくして、化学薬品を避けて毒を取り込まない努力、そして免疫力を向上させることです。体力と免疫力を上げることと栄養のバランスをとること、精神、生活、運動は連動しています。この当たり前のことをテレビが言わないのは、新型コロナ騒動を収束させたくない、自分たちのウソがバレてほしくないという心理が働いているからに他なりません。

今、テレビや新聞に出ることができるのは、スポンサードされた御用学者のみです。そのような人々はどんな肩書があっても、信用しないほうがいいでしょう。素人がちょっと調べればわかるウソを平気で垂れ流しているのが、感染症専門家、免疫学の教授、ノーベル賞の学者などです。これらの人たちの意見を採用するのも、何も考えない日本人の「お上精神」を利用しているからだと言えます。

●スペイン風邪から学べること

このような状況であるにもかかわらず、世界中でウイルスに対して支離滅裂な治療をしているのが現実です。感染にかかわる生物法則の大「原則」とは、人はこれまでもこれから先もずっと、ウイルスや細菌の克服はできないということなのです。死にかけの重症細菌感染症のときに、抗生剤を使うことは医学的には理にかなっています。抗生物質にも別の問題はあるのでそれは考慮いただきたいですが、なぜ歴史的に抗生物質が開発されたのか、なぜ抗生物質は効果があるのか、なぜ風邪に特効薬がないと言われ続けてきたか、そしてなぜ我々の周りにウイルスや細菌がいるのか、ということを今一度考えてみる必要があります。

SARS−CoV−2は1920年に発生したスペイン風邪ウイルスと似ている、と言われてきましたが、なぜスペイン風邪は多数の死者を出したのでしょうか？　ウイルスがコロナではなかったため、SARS−CoV−2よりは強力だった可能性は高いと指摘されていますが、そこが問題ではないと私は考えています。問題はウイルスに対する治療法です。当時、欧米社会ではホメオパシーとカイロプラックティックなど、今で言う自然治癒力を重視する医療を医学のベースとしていましたが、その医学手法からアロパシー（近代西洋医学）＝現代西洋医学＝

対症療法にシフトしている時期でした。

スペイン風邪における死亡者について、一番の問題はそのアロパシーで使われる解熱薬であり、当時で言えばアスピリンです。アスピリンに代表される西洋医学治療が、免疫をいじってサイトカインストームを巻き起こし、ウイルスの変異と拡大と著しい死亡者数を生み出したのです。発熱という最大の生体防衛機能によってしか抑制されないウイルスに、解熱剤を投与するという愚行が犠牲の拡大を招いたというわけです。

スペイン風邪の処置について、ある報告ではアスピリンによる対症療法的西洋医学治療を受けた患者の致死率は30％弱でしたが、自然医療を行う施設で致死率は1％程度だったとされています。体の反応を抑え込み、症状だけ取ろうとする西洋医学治療は、免疫力を著しく下げます。すると肉体側は生き残るために無理やり免疫刺激せざるを得ず、サイトカインストームなどの免疫暴走状態を起こしやすくなります。現在でもアスピリン、インドメタシン、ＮＳＡＩＤ（非ステロイド性抗炎症薬）などの消炎解熱鎮痛薬は使われています。

さて、これがいったいどれほどの被害を出しているのか、誰も調べたことはないし、正直調べてはいけないのです。

●間違ったウイルス治療

本来ウイルスは、体における免疫以外に倒す方法はありません。風邪に特効薬はなく、風邪に本当に効く薬を開発したらノーベル賞などとよく言われてきましたが、今でも状況は何も変わっていません。新型コロナワクチンについては後述しますが、これも無駄なのに人類はワクチンを熱望しています。

さて、効くと言われているニセ薬はいくつもありますが、その代表格が新型コロナウイルスに効果があると言われているレムデシビルです。このレムデシビルを開発しているのは、アメリカの製薬会社ギリアド・サイエンシズ社です。一方で、ロシュ社というスイスに本拠地を置く製薬会社があります。ロシュ社は、ギリアド社からインフルエンザ薬で効き目のない薬の代表であるタミフルを買い取っています。ロシュ社は、エイズ、肝炎、インフルエンザなどの薬をつくっていますが、エイズや肝炎が、つくられた医原病だったことは、ちょっとした事情通なら誰でも知るところでしょう。タミフルがなぜ効き目がないのかという理由は、ページ数の都合で割愛しますが、日本はタミフルのシェアを全世界の75％近く保有しています。

ネオコン（新保守主義）の優生学者で有名な米国の政治家ラムズフェルドは、ギリアド・サイエンシズ社の会長を4年間務めていました。「同時多発テロ」と言われていた9・11がヤラセだったことは、さすがに数々の証拠や証言から証明された周知の事実ですが、このときブッシュ大統領の国務長官だったのがラムズフェルドであり、イラク攻撃を指示した人でもあります。ちなみに悪名高い人工甘味料・アスパルテームの認可にも関与して、アメリカ人を甘いもの中毒によるＩＱ低下に導いたのもこの人です。

ギリアド・サイエンシズ社が開発したレムデシビルは、そもそもほとんど売れていない薬でした。もともとはエボラ出血熱治療のための薬という建前だから当然です。

作用はＲＮＡポリメラーゼを阻害するということになっており、要するにＲＮＡを合成できなくさせることを目的としています。すでに臨床実験の段階でも、副作用として、肝機能障害、下痢、皮疹、腎機能障害などの頻度が高くなると言われていました。臨床実験は製薬会社がよくみせかけるためにごまかすものなので、その段階で副作用が高いというのは相当なものです。

タミフルもそうですが、歴史上、常に薬の在庫処分は日本で行われてきて、今回も同様に、レムデシビルの在庫処分のためにいち早く薬事承認を通らせたわけです。２０２０年5月中旬から医療機関での使用が開始されて、コロナであっても、コロナの疑いがあるだけでも処方されることもあります。インフルエンザにおけるタミフルはまさにこの位置づけです。

そして今回の新型コロナワクチンは、治験さえもろくにやらずに認可されることになっています。この薬はＲＮＡをいじるので、後におけるＲＮＡ変異のリスクが最大の問題です。一般的に言う耐性菌みたいなものでしょうか。要するに、遺伝子レベルで問題が生じる可能性を考えないといけません。

今後、私たちの体の中でも外でもいじられ続けたウイルスは、変異を繰り返して体内に巣食うようになり、隠れた形で別の問題を引き起こし続けます。またその存在は、次のウイルスの拡大を誘発します。もしくは薬の注入や何かしらの全世界的な科学技術の推進の影響を受けて、人体に何らかの症状を起こす可能性があります。

医原病や薬害の専門家として申せば、人類は薬物や毒物や自然界に存在するものを操作する恐ろしさを常に見誤っています。今回の新型コロナ騒動も、人類の度重なるミスを踏襲しています。

また、このような国民の健康にかかわるリスクの可能性について、テレビがまったく報道しないことも問題です。私たちはこの重大なリスクを知らずに、接種の判断をせまられているわけですから。

第2部

新型コロナワクチンの正体

第7章 そもそもワクチンとは何なのか

●〝予防接種法〟とはどんな法律なのか？

前章までで、新型コロナウイルス禍がいかにつくり上げられた詐欺であるかをお伝えしてきました。ここからは、本題となるワクチン、特に新型コロナウイルスの〝ワクチン〟について、お伝えしていこうと思います。

結論から言えば、新型コロナワクチンは非常にリスクのあるクスリです。それを説明する前に、まずワクチンについて簡単にまとめていきます。より詳しい情報を知りたい方は拙著「ワクチン不要論」(三五館シンシャ刊)をお読みいただければと思います。

日本におけるワクチンの位置づけや意味については、〝予防接種法〟という法律で定められています。ところが、この法律は戦後間もない1947年に、GHQの指導の下に定められたものでした。これにより、予防接種が強制されたうえ、たとえ事故が起きても補償する仕組みもなく、日本人を人体実験に使うための法律と言っても過言ではありませんでした。このような法律は世界でも類をみないもので、日本はこの法律に苦しめられてきました。

以後、予防接種による死亡事故が重なり、被害者の親族たちが集まって厚労省に訴えを起こしたことがきっかけで、少しずつ変化は起きていますが、現代においても大幅な変化はありません。


まず、最初に理解しなければいけないことは、現在すべてのワクチンは任意接種であるということです。強制力はただの一つもありません。

任意接種となったのは、戦後間もない頃から、さまざまな薬害を繰り返し起こしたものの、何の補償もされないうえに、ワクチンが効かないという論文や研究が提出されたことも一因でしょう。ただし、BCGやポリオなどの「定期接種ワクチン」に分類される予防接種は、一定の年齢になると受けるよう強く勧められます。もちろん先ほど述べたように法律的には強制ではありません。

とは言え、対象年齢の範囲内であれば公費負担で受けることができるので、それに釣られて子どもに受けさせてしまう保護者が多いのも事実です。「定期接種ワクチン」に対して、インフルエンザなどの自費で受けるワクチンは「任意接種ワクチン」に分類されます。

●ワクチンにはどんな種類があるの？

次に、ワクチンの種類についてです。ワクチンというのはもともと意図的に体の皮膚や血管内に入れる病原体＝毒物ですが、この毒物の種類によって大きく3つに分けられます。わかりやすく説明すると、

①弱った病原体をそのまま打つ「生ワクチン」
②病原体は死滅して、活動しなくなったものを打つ「不活化ワクチン」
③病原体が持っている毒素だけを無害化して打つ「トキソイドワクチン」

の3種類があります。

生ワクチンは生きている病原体を使っているため、不活化ワクチンに比べて作用が強いので、次のワクチンを接種するまで、27日間以上空ける必要があると定められています。一方で、不活化ワクチンは作用が弱いので、次のワクチンを接種する場合は、6日間以上空ければよいと

定められています。ただし、作用が弱い分、複数回の接種が必要とされています。トキソイドワクチンは毒素のみを取り出し、さらにホルマリンで無毒化したワクチンです。複数回の接種が必要なことや、6日間以上の期間を空ける点などは、不活化ワクチンと同様です。

私に言わせれば、「生ワクチンは作用が強い」や「不活化ワクチンは弱いので、複数回接種が必要」などというこれらの理屈は、あくまでも、現代の西洋医学で言われていることであり、完全なウソであることを最初に述べておきましょう。

●ワクチンは何でできているの？

我が子に食べさせるものなら、それがいったい何でできているのか気になる人は多いでしょうが、ワクチンについてはどうでしょうか。実は、ワクチンに何が入っているかは、ワクチンに添えられた「添付文書」にすべて明記されています。以下に、ワクチンに入っている主な成分を紹介しておきます。もちろんウイルスは入っているものとして除外しています。

●水銀：水銀は神経毒であることが十分立証されていますが、依然として、世界中のインフルエンザワクチン（複数回接種タイプ）に入っています。

●アルミニウム：骨、骨髄、脳の変性を起こす可能性のある毒性の高い物質です。ワクチンと一緒に投与することで、効果免疫原性を高めるためのアジュバンドとして必要な物質というのが建前ですが、実際は免疫の効果を促すよりも、免疫を暴走させてしまいます。

●グルタミン酸ナトリウム（ＭＳＧ）：いわゆる化学調味料として使われ、『調味料（アミノ酸等）』という表記で、加工食品にも多く使われている成分ですが、覚醒剤と似た組織構造をしており、危険極まりない物質であることは日本ではあまり知られていません。

●ホルムアルデヒト（防腐液）：住宅建材などに使用され、発がん性物質として知られている成分です。また、シックハウス症候群などのアレルギー症状を引き起こす物質としても知られ、使用基準値が定められています。

その他にも、合成界面活性剤（ポリソルベート80やツイーン20など）、猿や犬の腎臓、鶏・牛・人間の胎児細胞や遺伝子、豚や牛から作ったゼラチン、動物細胞の培養で生じた細菌や野生のウイルスなどが使われています。また、添加物や抗生物質なども使われており、これらの材料をみるだけでも、「打ちたくない」「子どもに打たせたくない」という気持ちが湧いてきても無理はありません。

●急拡大中のワクチン市場

ここまで、日本が戦後、予防接種を受け入れてきた歴史的背景や、ワクチンの構成成分には体によくないとされているものが多く使われていることをお伝えしてきました。では、なぜそんなワクチンが我が物顔で世界に広まっているのでしょうか。その理由はいくつかありますが、一番わかりやすい理由はワクチンがビッグビジネスであるということです。

世界のワクチン市場の売り上げは年々伸びており、今や数十兆円を超える大規模なマーケットです。一番よく売れているのはインフルエンザワクチンで、日本国内だけでも、毎年2000万本以上と大量生産されており、原価は350〜400円程度と言われています。それを医療機関は1000円前後で仕入れ、3000円〜5000円程度で接種させているわけです。

さらに、日本の国家予算からみたワクチンにかけられた税金は、

2006年度　600億円
2007年度　700億円
2008年度　950億円
2009年度　1300億円
2010年度　1550億円

という具合に、わずかこの5年間を振り返っただけでも、倍以上に拡大しています。さらに乳幼児に対しては、2014年から水疱瘡が、2016年10月からB型肝炎が定期接種となっており、高齢者の肺炎球菌ワクチンの接種が推奨・拡大していることから、2010年代後半以降は3000～4000億円規模になっていると推測できます。

日本のワクチンの公費負担だけでも、ここまで急拡大していることがおわかりいただけたことと思います。その陰には、公費助成と接種拡大を推進するために、暗躍している政治家がいることは想像に難くないでしょう。

では、なぜ政府がワクチンを推奨しているのでしょうか。政府や官僚はこうしたワクチンの事実を知らないのでしょうか。いいえ、彼らは、すべて知っているからこそ勧めているのであり、そうすることで製薬企業からの献金や補助金を得ているのです。

ワクチン大国であるアメリカに目を転じると、1975年には、子ども一人あたりのワクチンにかかる費用は10ドル程度だったのに対して、2009年には、1225ドルと試算されています。34年間で120倍になっています。最新の数字では、さらに膨らんでいることでしょう。

世界的にみても、今後ワクチン市場は爆発的な成長を遂げると推測されており、投資業界も注目しています。本来薬というのは病人に使うものですが、ワクチンは健康な人に打つため、マーケットがケタ違いです。

ここまで読んでいただくと、なぜそのようなことがまかり通っているのか？　と疑問に思うかもしれません。それは、製薬会社は圧倒的な資金力を誇っており、その力は政府よりも強力だからです。その資金をロビー活動に充てて、献金システムを利用して、ワクチンに関する法律や勧告を作成する立場の政治家や官僚を操っています。このような構図は、世界で刊行されている多くの告発本により知られている事実です。

余談ですが、以前みかけたアメリカの報道では、アメリカの小児科医は患者へのワクチン接種率を高く維持することで、ＨＭＯ（保険維持機構）から年４回のボーナスを受け取っており、接種率が下がると、保険会社から注意を受けると伝えていました。今やマサチューセッツ州では新型コロナワクチンを打つと減刑されるような仕組みまでつくって、ワクチンを無理やり打たせようと計画しています。本来、ワクチンと刑期の減刑は関係ないはずですね。この世界はそうやって医療ビジネスを回しているのです。

●ワクチンの言説がどう変わってきたか？

そうは言ってもワクチンは歴史上感染症を防いできたではないか、と言い張る人がいるかもしれません。残念ながらそれは錯覚であり捏造に過ぎません。図はその一例ですが、感染症やその死亡率はワクチン導入とは無関係に、１９００年代くらいから急速に減り続けました。ワクチンはその時代にはなく、この感染率や死亡率の低下は公共施設などのインフラ整備が一番の理由です。

つまり、町がきれいになった、上下水道が増えた、一般家庭に冷蔵庫が普及した、食べ物の保存方法が増えたなどの衛生面の向上がもっとも大きな理由です。次に栄養状態の改善、平た

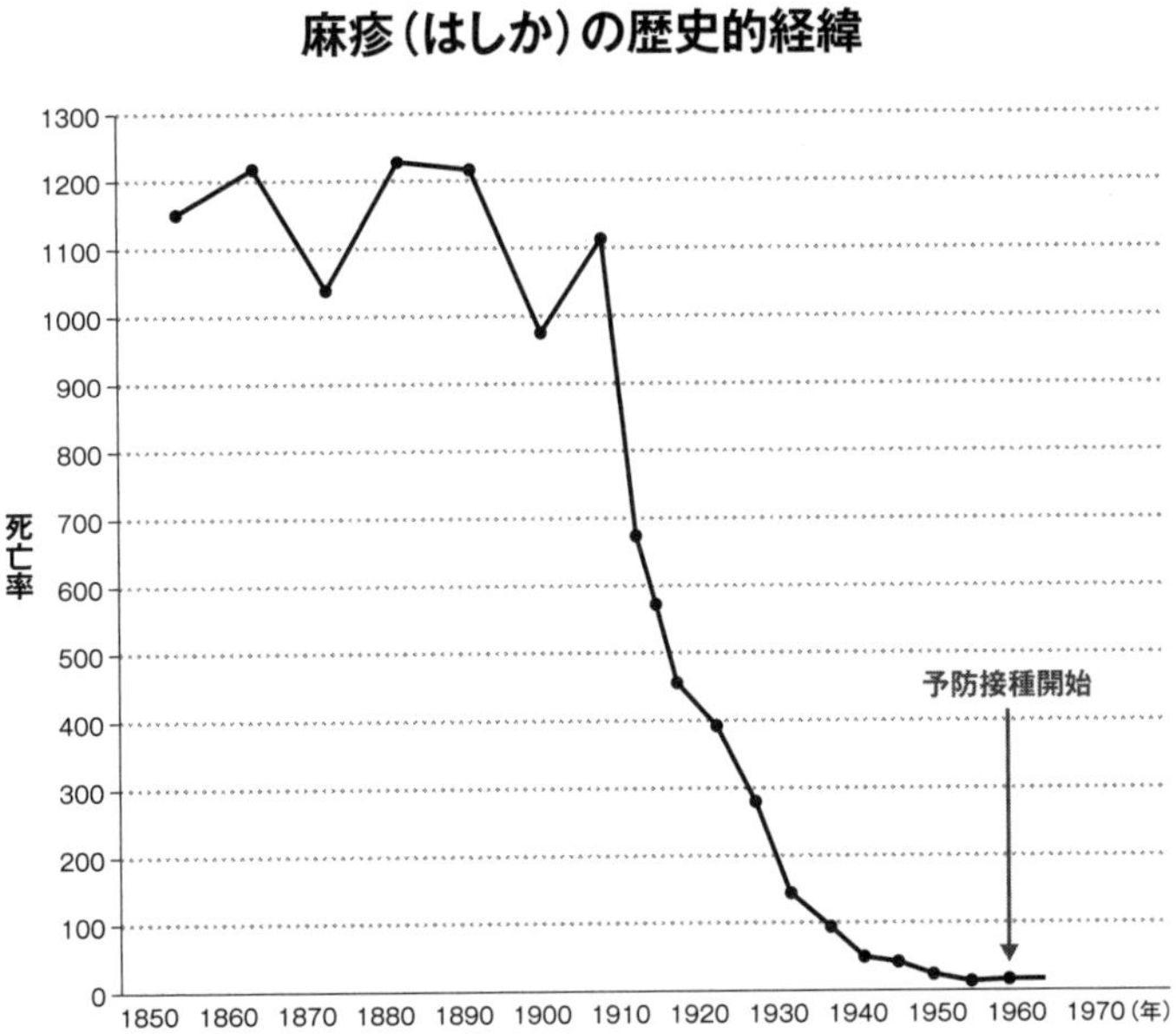

はしか：15歳以下の子どもの年間死亡率（人/子ども百万人）
（イングランドおよびウェールズ地方）

く言うと貧しい人たちでも食べられる機会が増えたということで、免疫の増強をもたらしました。そこに救急医療の発展が加わり感染者数や死亡率の数字が下がったのですが、御用学者たちは事実を捻じ曲げて捏造しているのです。

150年前と現在の状況のみを比較して、感染者数や死亡者数が減ったのはワクチンのおかげだと言えば、素人はイチコロでだまされるでしょう。ワクチン接種が急拡大した時期には、「ワクチンは効く」「感染症を防ぐ」として推奨されてきたのに、効かないことがわかってくると、製薬業界や医療業界は、途中から「完全に防ぐことはできないが、重症化を予防できる」と言い方を変えました。このように伝えれば、市民など簡単にだませると思われているのが現実なのです。

こちらは2011年の有名な論文ですが、左の縦軸は子どもの重症化率や死亡率を、横軸は年代を、右の縦軸はワクチン接種率を表しています。1980年頃から線が交わるようになりますが、接種率が上がるにつれて理屈上は重症化率が下がらないといけません。ところが、もちろん何の変化もないわけで、この研究ではワクチンの接種率と重症化の予防については、何の関係もないことを示しています。

このような研究は多数ありますが、医者はもちろんみようともしませんし、製薬会社ももち

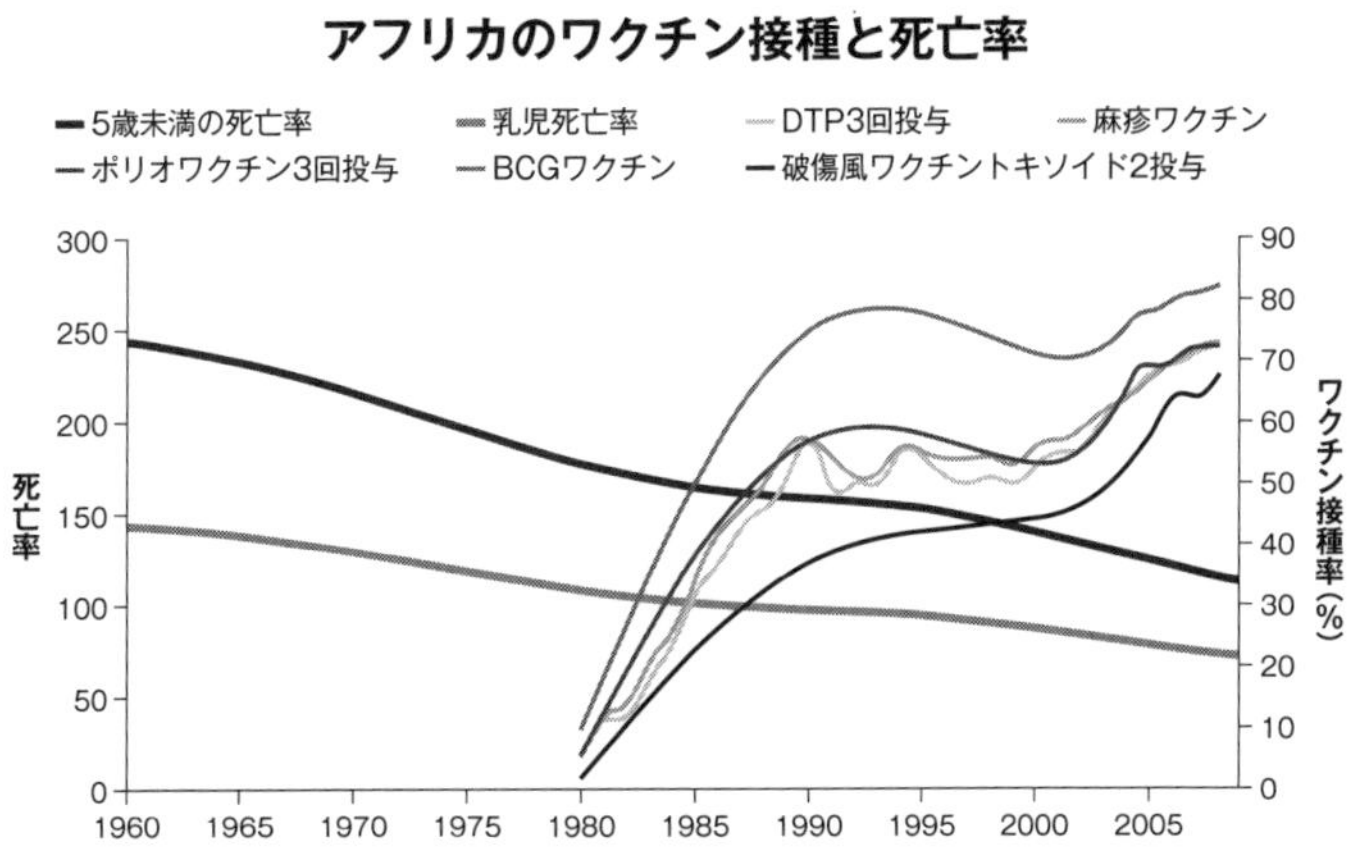

©2011 Greg Beattie
Sources:Inter-agency Group for child Mortality Estimation
(UNICEF,WHO,World Bank,UNPD,nuversities and research institutions)
Vaccine coverage data from WHO

ろん認めません。そんなことをすれば、オマンマの食い上げになりますから。

2019年にニュースに取り上げられた松本協立病院のワクチン問題では、ワクチン接種をしていた全員がインフルエンザにかかるという事態になりました。しかし、そのときの報道は「不思議で仕方ない」「なぜなのか理解できない」という論調でした。素直な子どもたちからしたら、ワクチンが無駄なだけだと気づくでしょうが、自分が偉いと勘違いしている馬鹿な大人たちは、なぜこうなるのかさえ理解できないのです。

製薬会社、医者たち、御用学者たちが論調を変えていくのは、市民は馬鹿であると骨の髄から思っているからに過ぎないのです。

第8章
ワクチンを考えるときにもっとも重要な「効果がない」という事実

●ワクチンは効果がない

ワクチンを接種すべきかどうかについては、多くの人が悩んでいることでしょう。新型コロナワクチンに関する政府アンケートでも、半数近くが「しばらく様子をみてからどうするか決めたい」との回答になっています。政府がやるアンケートですからあまり信用はできませんが、悩む人が多いのは事実だと思います。

彼らが悩む理由はワクチンには感染を防ぐ効果があり、たとえ直接防ぐ効果はなくても軽くする効果はあるので、感染症になっても死ななくて済むであろうと。

しかしワクチンには副作用（ワクチンだけが副反応とか言われますが、これも印象操作です）があり、神経障害や脳障害やアナフィラキシーを起こすのが怖い、最悪の場合、死に至ることさえあるので悩むというのが圧倒的に多い意見でしょう。

ただせっかくこの本を読むことになったのであれば、その前提が間違っていることを知ったほうがよいです。結論を言えば、そもそもワクチンには何の感染予防効果もありません。さらに重症化を防ぐ効果はないし、実は後述するようにワクチンを打つほうが重症化します。よって本来悩む意味はないのです。

ワクチンが効くと思い込んでいる人は、ワクチンのメリット（という幻想）しか考えないのでワクチンを打つのでしょう。しかし打ちたくない、打たないと思っている人は、ワクチンは効かないという前提を知っていなければ、きっと不安感に負けてしまうことでしょう。もしあなたがワクチンを打ちたくないと思うのであれば、副作用を考えるよりも、まず効かないのではないかという考えを深めてください。その視点でいろいろ調べてみることが肝心だと思います。

●インフルエンザワクチンが効かないというデータ

インフルエンザワクチンは、各自が医療機関で任意に受けていますが、かつては学校で集団接種を実施していました。それが1994年以降、全国でほとんど中止となりました。群馬県の前橋医師会による調査で、インフルエンザワクチンに予防効果がないことが証明されたことがきっかけでした。

この調査について簡単に説明すると、高崎市、桐生市、伊勢崎市の3つの市では、インフルエンザワクチンを接種してもらい（接種率は76〜90％）、一方、前橋市と安中市の2つの市では、インフルエンザワクチン接種を控えてもらい（接種率はほぼ0％）、このふたつのグループのインフルエンザにかかる割合を調べたものです。

1984年と1985年に調査した結果、まず、ワクチンを接種してもしなくても、他の年と大差はありませんでした。また、ワクチンを接種した3市と接種しなかった2市を比べても大差がなかったばかりか、伊勢崎市に至っては、接種していない2市よりも罹患率が高いという結果が出ました。その他にも、「インフルエンザワクチンは効かない」ことを証明するデータが多数発表されています。

●子宮頸がんワクチンはそもそも意味がない

子宮頸がんワクチンについても紹介しておきます。子宮頸がんとは子宮の出口付近にある子宮頸部にできるがんで、このがんはＨＰＶ（ヒトパピローマウイルス）によって起こると言われてきました。ＨＰＶはごくありふれたウイルスで、性交渉を経験することで、男女を問わず、50～80％は感染すると言われています。

ＨＰＶの種類は現在確認されているだけでも約２００種類はありますが、そのうち、発がん性の高い15種類の型だけが子宮頸がんに発展する恐れがあると言われています。しかしこれらの理論はすべてウソだと言って過言ではありません。もともとの理論に問題があることを誰も指摘しないのです。

ＨＰＶは一般医学書においても常在型のウイルスであり、古くから存在するウイルスです。先住民や古い民族はその昔から、年齢が高くても誰もがんにはならないことが知られています。生活環境を考えれば、彼らのほうがよりＨＰＶにさらされているでしょう。この生物学的な矛盾を誰も指摘しません。

仮に子宮頸がんとＨＰＶに研究上相関性があるとしても、常在ウイルスが増えていることによる相関性ですから、これはＨＰＶが原因ではないでしょう。現代人の隠れ栄養失調、社会毒汚染に伴う免疫力の低下が、ＨＰＶ感染と発がんの両方に関係しているということです。つまりＨＰＶ感染を防いでも何の意味もなく、免疫力を根本的に上げることを考えないといけないわけです。

通常、HPVは自己免疫で90％は消滅してしまうので、ワクチン推奨派の理屈を借りても、HPVから子宮頸がんになるのは、0.1～0・15％程度です。そのため、このグループは非常に免疫力が低いことが推測されます。しかも、子宮頸がんワクチンはすでにHPVに感染していると効果がないとされているので、ますます意味がありません。

そのほかにも、子宮頸がんワクチンの一つ「ガーダシル」の研究開発者自らが、「ワクチンによって子宮頸がんは減少しない」と述べていて、米国医師会ジャーナルに掲載された研究報告で、ガーダシルは子宮頸がんに効果がない事実を明らかにしています。また、FDA（米国食品医薬品局）が2003年の時点で、「HPVは危険なウイルスではなく、子宮頸がんとの関連性はない」と認識していたことや、それどころか、「ガーダシル」の接種によって、逆に子宮頸がんが44・6％増えると指摘していることが明らかになっており、アメリカでは告発本まで出ています。

ここまで、インフルエンザワクチンと子宮頸がんワクチンについてお伝えしてきましたが、そのほかにも、麻疹・風疹ワクチン、おたふく風邪ワクチン、ジフテリア・破傷風・百日咳の三種混合ワクチン、日本脳炎ワクチン、ポリオワクチン、肺炎球菌ワクチン、BCG、B型肝炎ワクチンなど、名前をよく聞くワクチンもまったく効果がありません。ただし、本書は新型コロナワクチンに字数を割きたいため、それらのワクチンについて詳しく知りたい方は拙著「ワクチン不要論」(三五館シンシャ刊)をお読みいただければと思います。

●私たちが持っている免疫とは何か

ここまで、一般的に接種が行われているワクチンに効き目がないことを証明した実例をお伝えしてきましたが、大前提に立ち返って、そもそも私たちはワクチンのような化学的なものがなければ、健康を保てないのでしょうか。いや、まったくそんなことはありません。ここでは、人が本来持っている病原菌に対処する免疫について考えてみたいと思います。

生物は、自分の体内に病原菌や自分以外の物質が入ってきたとき、または、自分の細胞ががん化して異常な細胞になったときに、それを認識してやっつけることで、自分の体を病気から守ることができる多くの仕組みを持っています。これがつまり免疫です。細菌のような単細胞生物でも、ウイルス感染を防ぐ仕組みを持っていますし、それが魚類、爬虫類、鳥類、哺乳類と進化する過程で、さらに複雑な仕組みを持つように発展しています。

そして免疫という言葉を口にするとき、多くの人が免疫細胞のことをイメージしますが、その段階で間違っていることを肝に銘じてください。免疫の中でも免疫細胞はその働きのほんの一部分でしかありません。免疫細胞は最後に働く細胞ではありますが、病気を防いでいるのは圧倒的にそれ以外の細胞なのです。免疫を理解するときにもっとも基本的なことは、免疫というのは重層構造になっていることです。これは体内に病原菌が侵入してくるまでには、それを防御するたくさんの関門があるという意味です。

最初の関門は、物理的な障壁である皮膚や粘膜です。皮膚そのものが外敵から身を守る防御機構であると言えます。この防御機構は実は非常に強く、ほとんどはここでブロックされています。さらにこの皮膚自体も毛穴からの分泌物、汗、皮脂、抗微生物ペプチドによって守られています。そして一番重要なのが粘膜免疫です。

人間の体を一つの筒にたとえると、筒の外側が皮膚で、内側が粘膜です。粘膜自体は、唾液や口腔内細菌、涙、呼吸器粘膜、繊毛（せんもう）、胃液、腸管粘液、腸内細菌、母乳などによって守られています。粘膜の表面積は、小さなひだを全部伸ばすと全部でテニスコート1.5面分、表面の防御機構である皮膚の200倍にも及ぶと言われています。粘膜こそがウイルスや細菌が入ってくる入口であり、免疫の主戦場と言えます。

粘膜免疫の中でも最も注目されているのが「腸管免疫」です。研究者によっても異なりますが、腸には1000種類の微生物、1000兆個程度の腸内細菌が存在していると言われています。腸内細菌には善玉菌、悪玉菌、日和見菌の三種類があると聞いたことがある方も多いでしょう。善玉菌は体に良く、悪玉菌は体に悪いというイメージがあるかもしれませんが、双方とも免疫において重要な働きを担っているので、善玉菌、悪玉菌というイメージを持つのは止めたほうがいいでしょう。重要なのは、その種類とバランスなのです。

●第二関門の全身免疫

先に紹介した免疫の第一関門である皮膚や粘膜を乗り越えて、病原菌が血液中や体内に入ってきてしまったとしても焦ることはありません。次に控えているのが「全身免疫」です。全身免疫にも、「自然免疫」と「獲得免疫」があります。自然免疫は生まれつき体に備わっている仕組みであり、獲得免疫は文字通り、異物に応じた攻撃方法を記憶する後天的な仕組みです。いずれも免疫細胞が病原菌を捕らえて、破壊したり、排除したりするように闘ってくれます。ちなみに、自分のがん化したがん細胞や古くなった自己細胞も、こうした免疫細胞が攻撃する

風邪の免疫システム

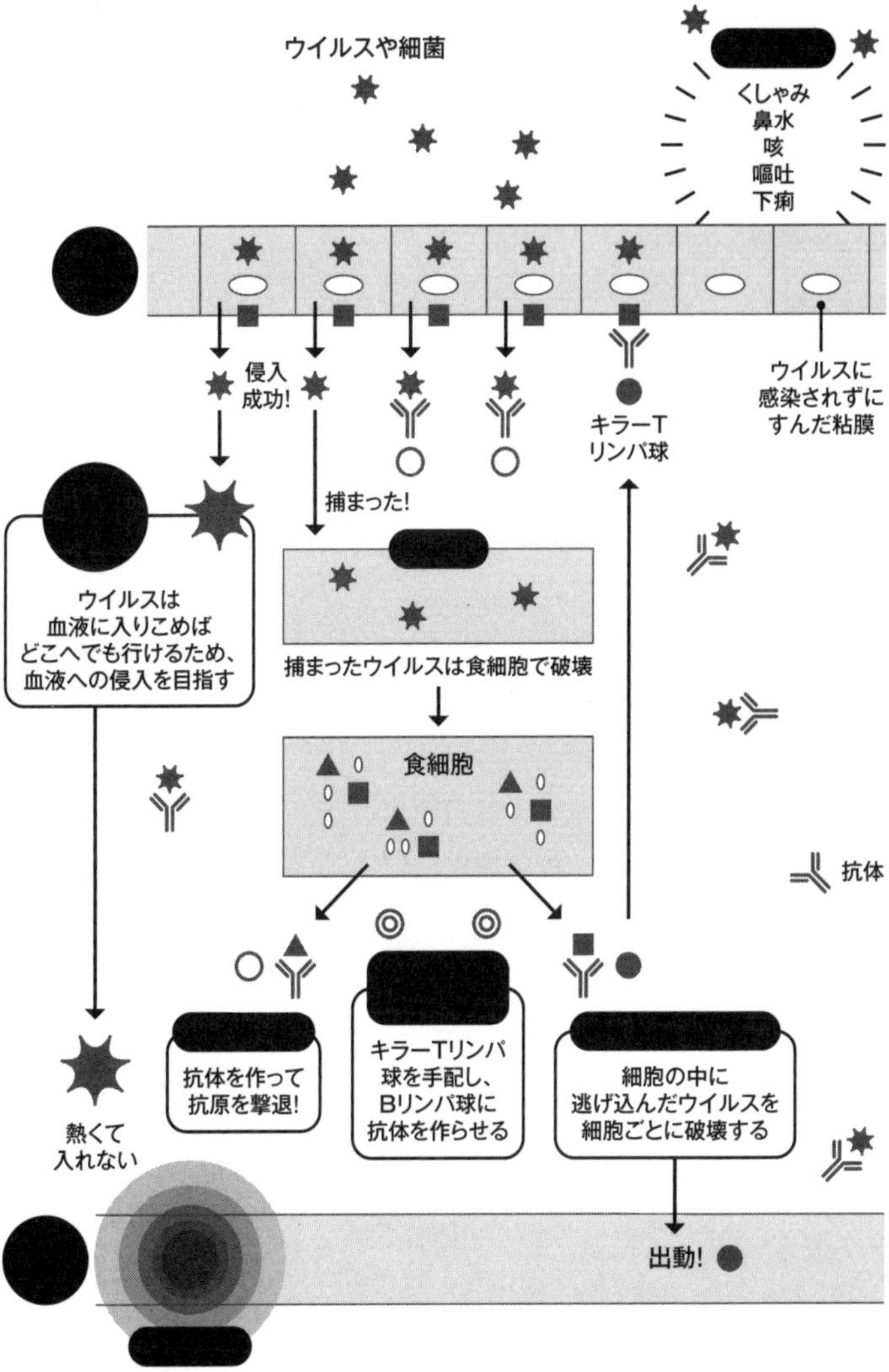

ウイルスや細菌
[redacted]
くしゃみ
鼻水
咳
嘔吐
下痢
侵入
成功!
キラーT
リンパ球
ウイルスに
感染されずに
すんだ粘膜
捕まった!
[redacted]
ウイルスは
血液に入りこめば
どこへでも行けるため、
血液への侵入を目指す
捕まったウイルスは食細胞で破壊
食細胞
抗体
[redacted]
抗体を作って
抗原を撃退!
[redacted]
キラーTリンパ
球を手配し、
Bリンパ球に
抗体を作らせる
[redacted]
細胞の中に
逃げ込んだウイルスを
細胞ごとに破壊する
熱くて
入れない
出動!
[redacted]

対象になります。

自然免疫の例として、最もわかりやすいのは発熱です。病原菌が入ってきたと感じると、体は体温を上げ、血液の温度を上げます。ウイルスや細菌は熱に弱いので、温度の高い血液や細胞中で増えにくくなります。そうこうするうちに、好中球やマクロファージ、樹状細胞といった食細胞が、細菌を取り込んで食べてしまいます。

ただウイルスは細菌と比べると圧倒的に小さいため、好中球やマクロファージには苦手な相手です。そこで活躍するのが獲得免疫であり、ヘルパーT細胞と呼ばれる免疫細胞が、攻撃の作戦を立て、キラーT細胞が指示を受け、ウイルスに感染した細胞を破壊するように働きかけます。

また、その過程は、メモリーB細胞と呼ばれる細胞内に記憶されます。正常な状態では、細菌やウイルスが体内に侵入すると、一部のB細胞が形質細胞に変化しますが、この形質細胞が抗体をつくってウイルス排除に寄与するわけです。

獲得免疫とは一度侵入した病原体の情報を記憶し、再び侵入してきたときにいち早く対処できるよう学習する仕組みであり、一度かかった麻疹や風疹などにかかりにくいのは、この獲得免疫が抗体をつくってくれることで、ウイルスなどの抗原を素早く処理してくれるためです。

●ワクチンが効かない免疫学的理由

この獲得免疫は一般人には重要なように思われるでしょうが、先ほど免疫細胞の働きは免疫機能のほんの一部分だと言いました。理由としては最後の砦なので実際には防いでいる病原菌の数は少ないこと、最後の砦なので働かせたくないこと、逆に免疫やウイルス対策における主戦場は粘膜である、というのがもっとも重要だからです。

免疫としては鼻毛にさえその機能があり、鼻水、鼻や口内の常在菌、ムチンなどの免疫物質を含む粘液、咳、痰、くしゃみ、下痢、発熱など、すべてが免疫機構であり、それらのほうが圧倒的に病気を防いでいるわけです。その粘膜上では絶えず細胞同士の繊細な情報交換が行われています。リンパ球だけでなくマクロファージも樹状細胞も頑張っています。ウイルスや細菌が来たというだけで、粘液を増やして咳を出すことによって排出しようとするのです。ウイルスや細菌のほとんどが粘膜を通って入ってくるので、粘膜がもっとも大事で、ここには全身の優れたシステムが結集し、情報伝達が行われ、常に城の守りが行われているわけです。

ところが、ワクチンはこれらの感染経路をすっ飛ばしてしまいます。通常の感染であれば、たとえばコロナウイルスのような気道の感染症の場合、鼻や喉が第一関門であり、そこで一度免疫とウイルスは戦っています。この戦いによって、ウイルスの情報を体に伝えているわけで、胃腸系の感染症の場合であっても、胃酸や腸内細菌でウイルスを殺すわけですが、それでも生き残るウイルスはいて、胃腸内で戦い続けます。ここでも学習して、排除システム作動、免疫を獲得します。

ワクチンの考え方は、少量の病原体を体内に入れることによって免疫が獲得でき、その病気にかかりにくくなるというものです。

ここまで読んでいただいた方は察しがつくかと思いますが、免疫を獲得できるのは、自然に感染して体の免疫機構が戦ったからです。それに対してワクチンは「人工的につくられたウイルスを」「途中の経路をすっ飛ばして」「粘膜を介さずに」「繊細な本来の情報交換をせずに」体内に注射することにより、中途半端な抗体だけがつくられることになります。そのためこの抗体には実は感染予防効果がないのです。

インフルエンザを例にとってみると、インフルエンザウイルスは、鼻や喉から感染することがほとんどですが、鼻水や唾液にも免疫の一つであるＩｇＡが働き、学習するわけです。

ところが、ワクチンを注射することで、細胞や血液に直接入ってきますから、つくられる抗体は血中の抗体のみで、免疫の仕組み全体が働くわけではありません。しかもこの抗体は通常のインフルエンザウイルスが入ってきてできた抗体とは違う抗体であり、にもかかわらず検査では同じような抗体と認識されてしまうのがポイントです。

ワクチンを接種したからといって、感染を防げるわけではない免疫学的理由というのはこういったことです。普通に考えて、ウイルスがいきなり血液中に入り込むことはありません。その異常な状態をわざわざつくっているのがワクチンなのです。

●3種のワクチンの免疫学的理解について

ワクチンには大きく分けて、

①弱った病原体をそのまま打つ「生ワクチン」
②病原体は死滅して、活動しなくなったものを打つ「不活化ワクチン」
③病原体が持っている毒素だけを無害化して打つ「トキソイドワクチン」

の3種類があることを述べましたが、このワクチンと免疫の理解のためにたとえを出してみましょう。

免疫は粘膜が主たる戦場だと述べましたが、まさに古い時代の戦争をイメージしてください。日本の城壁でもいいのですが、中国の高い城壁のほうがイメージしやすいかもしれません。この場合、粘膜はお城の城壁で、異民族や敵をまず入りにくくしています。

城壁の上には敵を倒すための弓矢、投石器、油、わらなどがあります。これらの道具を使って敵を城壁に上がらせないようにするためであり、粘液、鼻毛、常在菌、くしゃみ、咳、などがこれに当たります。城の上には石を落とし、弓を射る兵士がいたりします。見張り台には城壁のどこが攻められているか見張り隊がいて指示役がいます。これらと同じ役割を我々の免疫細胞もしているわけです。

城壁が高く頑丈かどうかは基礎免疫力の強さなので、皆さんの体力、栄養状態、毒の汚染、精神状態などで変わってきます。さて、弱っちい城や砦がもろいと、異民族に簡単に攻め滅ぼされます。武器や石や弓がないと兵士がいてもほとんど意味がありません。つまり兵士だけではダメなのです。そんな防御を通り越して城内に敵が侵入してきたとき、対兵士用の特別兵士というのがマクロファージやリンパ球のイメージでしょう。城の中にはいろいろな建物があり、さまざまな人が住んでいますが、それはまさに皆さんの細胞であり臓器であり、道は血管であり神経であり中心のお城は心臓や脳のイメージです。

こうやって我々は城である自分自身の体を守っているわけですが、ワクチンはこの城をいきなりすっ飛ばして＝注射によっていきなり血の中にウイルスなどをぶち込む手法です。さて、戦争にたとえるとこれはどんな状態でしょう？　実はワクチンが仮に効くとすれば、生ワクチンが一番効く可能性があります。最初に開発されたものであり、免疫を一応考えてつくられたものだからです。

しかしこれが廃れたのには理由があり、少量の生ウイルスでも多くの人が病気になったり死んでしまったりしたからです。多くの人が、「逆効果じゃないか」と怒るに至って生ワクチンの製造は中止され、不活化ウイルス＝死んだウイルス（ウイルス学では正確な表現ではありませんが）を取り入れることに変わったわけです。

生ワクチンというのは、本物のウイルスが急に忍び込んできて免疫細胞といきなり戦い始めます。敵のスパイが城にこっそり入ってきて、対スパイ兵士と厳しい戦いをしているイメージでしょうか。スパイですからそこで対スパイ兵士が負けてしまうと、城に火をつけられたり一番大事なところがやられてしまいます。だから廃れてしまったわけですね。

さて、では死んだウイルス＝死んだ相手（異民族など）が入ってくるとはどんな感じでしょう。それはまるで城の中にいきなり防御壁や見張りもすっ飛ばして、スパイの死体がワープしてきたようなものです（この時代にワープはないなんてツッコミはなしにしましょう）。もし皆さんが城壁の兵士、見張り、住民だったらどんな反応をするでしょうか？

この場合、異民族だったり、敵の兵士だったり攻めてくるはずの人間だということがわからない可能性大です。いきなりワープして現れた死体ですから。服装や武器の違いから異民族だということはその後わかるかもしれません。しかしどんな性格でどんな兵法を使うのかもわかりません。そもそもいきなり現れた死体に戸惑う人々は、「なんだこれ？」と大騒ぎになって、結局警察官あたりが出てきて死体を片づけることになるでしょう。

そのときに一部の人たちはその服装や人相は覚えています。さて、その後に本当に異民族が中国の城を攻めて来たとき、対応できそうでしょうか？　という話なわけです。残念ながら死体の情報はまったく役には立ちません。どんな攻め方をするのか、騎馬民族なのか弓矢を使うのか、爆弾を使うのかもわからないのです。これは防御にはまったく役に立っていません。

こうしたことを前提として、免疫が獲得できるのは、自然に感染して体の免疫機構が戦ったからであって、それに対してワクチンは「人工的に作られたウイルスを」「途中の経路をすっ飛ばして」体内に注射することにより、中途半端な抗体だけをつくると表現したわけです。

ましてやトキソイドワクチンなどというのは無害化した毒素ですから、異民族の爆弾（不発で使えないもの）や使えない弓矢が突然ワープしてきたようなものです。そんなのがいきなり城の中にワープしてきて、本当に異民族が攻めてきたときに戦えると思う人は、相当頭がおめでたい人でしょう。

免疫というのは、単に人間の体にウイルスを入れたからと言って、獲得できるほど甘いものではないのです。我々の人体は非常に複雑で緻密なシステムになっています。注射を打ったらそれでその中にいる死体ウイルスの、生きたウイルスが防げるとか軽くなると考えるなんて、傲慢以外の何ものでもないのです。

第9章　ワクチンは効かないだけでなく、有害である

●サイトカインストームとは何か？

この章では、ワクチンに関する重篤で有害な副作用についてお伝えします。これは必ず知っておいていただきたい問題点です。

そもそも副作用ではなくワクチンについてだけ副反応という言い方をするのもおかしなことですが、ワクチンは怖くないという印象操作をする目的があるのかもしれません。そこには、そうした副作用を隠蔽するために都合のいいデータだけを取り上げて紹介する、いわゆる〝御用学者〟や〝御用聞き政治家〟が存在します。製薬会社から多額の研究費の提供を受けていたり、政府から補助金をもらっているような学者や政治家たちが、そうした副作用についての話題に触れさせないもっともらしい主張を繰り返します。彼らは大抵は「科学的な分析から」発言していると主張するのですが、そこには自分の考えなどはなく、権威的な存在が発信していることを根拠として主張していることが間々あります。

ここでぜひ知っておいていただきたいのが、新型コロナウイルスの重症化をもたらしている「サイトカインストーム」という現象です。

こう書くと、恐ろしい現象のように聞こえるかもしれませんが、私たちの免疫が病原菌から体を守るために活動した結果、つくり出される現象です。詳しく説明すると、「サイトカイン」とは、免疫細胞などがつくり出す炎症物質の総称で、これが感染細胞から放出されると、SOSの信号となります。白血球はそのSOSを察知して、感染細胞の現場まで駆けつけます。サイトカインは白血球を活性化することで、さらにサイトカインを放出するように促進します。この一連の仕組みが制御不能となって、免疫システムが暴走しサイトカインが過剰に血中に放出されることで、ウイルスだけでなく、自分の細胞も攻撃してしまう状態を「サイトカインストーム」と言います。サイトカインストームが注目されている理由は、SARS－CoV－2がサイトカインストームによって、重症化しやすいと指摘されているからです。

ではなぜサイトカインストームは起こってしまうのでしょう。もしウイルスが入って来る度に自分の身体を過剰に攻撃していたら、人間は全滅してしまうでしょう。本来、免疫が身体を守るシステムなのだとすれば、サイトカインストームが起こること自体おかしいのです。しかし現実として起こっているのは確かであり、なぜ自然や生物の摂理に反して起こるのか、ということを考えないといけません。生物の摂理に逆らってまでサイトカインストームをもたらすもの、それは人間の余計な治療や免疫を考慮しない行為なのです。具体的に言えば、ワクチンやステロイド、解熱剤などの対処によってこそ起こります。前述のアスピリンで死亡率が激増した理由は、不用意に発熱という免疫を下げ、免疫細胞の異常な頑張り（医学用語でいう亢進）を引き起こしてしまったからです。このアスピリン以外にもサイトカインストームを起こす薬剤はたくさんあります。

つまりサイトカインストームの多くは医原病なのです。基礎疾患がなければウイルス疾患でなかなか重症化することはありません。人間が余計なことをして邪魔をするから、むしろ症状が悪化することが多い、ということは必ず知っておくべきだと思います。

●ADE＝抗体依存性感染増強という問題

ＡＤＥ（抗体依存性感染増強）についても、知っておかなければなりません。これは、ワクチンがつくった抗体によって、免疫細胞などのウイルス感染が促進されてしまうことであり、さらに、感染した免疫細胞が暴走し、症状を悪化させてしまう現象のことです。要するに、感染症にかかりたくないからワクチンを打つのに、逆にそのせいで感染症にかかりやすくなってしまったり、かかった場合に重症化してしまうのです。

詳細なメカニズムは明らかになっていませんが、新型コロナウイルスが広がる前に流行したSARS（重症急性呼吸器症候群）とMERS（中東呼吸器症候群）のワクチン研究で、フェレットなどの哺乳動物にワクチンを投与したあと、ウイルスに感染させると、症状が重症化したとの報告があります。また、猫コロナウイルス感染症でも、ワクチンによる抗体を持ったネコが、再び同じウイルスに感染すると、かえって重症化するという研究報告もあるのです。

猫コロナウイルス感染症の研究に取り組む、北里大学の獣医伝染病学研究室の高野友美准教授は、そのメカニズムについて「ワクチンによる抗体と結合したウイルスが、抗体の一部分を認識する受容体を介してマクロファージに感染する。すると、マクロファージは症状を悪化させる因子を過剰に放出し、結果的に症状が悪化する。抗体の量が中途半端であると起こりやすいと考えられているが、どのような条件で起きるのかはよくわかっていない」と説明しています。

これなどは、まさにサイトカインストームに近いメカニズムであり、ADE自体が医原病であることがよくわかるでしょう。しかし御用学者はそれらの事実を教えてはくれません。ワクチンの情報を提示するときには、このような重大情報を必ず隠ぺいしてしまうのです。

第10章　新型コロナウイルスワクチンの正体

●正体のわからないウイルスからどうやってワクチンをつくるのか

さあ、いよいよ本題です。これまでの知識も使いながら新型コロナワクチンについて考察してみましょう。

ここからは繰り返しになりますが、第5章で記載したように、SARS－CoV－2は新型と言われていますが本当は新型ではなく、以前流行したSARSウイルスが廃れた後に比較的似たウイルスが流行ったために、最初は恐怖のイメージが先行して新型コロナと名付けられました。それらは存在証明されていないと各国で報道されてすぐに、元の研究所は閉鎖され、日本の国立感染症研究所で新型コロナウイルスの分離に成功したという報告はこっそり削除されていました。

また自然変異としてはあり得ないとする有名学者が多数おり、コウモリとセンザンコウのウイルスの混ざったキテレツウイルスで、第一号と認定された患者を医学的にみてもウイルス性疾患であることに疑問ばかり残っていました。

それが中国論文に掲載されたウイルス配列はＮＣＢＩに登録・研究され、ＳＡＲＳより圧倒的に細胞に入りやすく、動物実験やクローンウイルスの研究は存在すると言われているのに、オリジナルウイルスはもう存在していないという話なのです。

「新型コロナウイルスはいつどこで証明されたのか？」でもお伝えしましたが、コッホの原則はあくまでも細菌に関するもので、ウイルスにそのまま適用はできないという医師もいます。

たしかに、細菌はウイルスに比べて大きいので、培養して同じものをつくりやすい。一方、ウイルスは細胞の中に寄生しているので、培養が難しいのは確かです。部分的にはそうした主張も理解できるのですが、ＰＣＲ検査やワクチンが異様なほどのスピード感でつくりあげられるだけのエネルギーがあれば、もっとも大事なウイルスの特定がなぜできず、なぜそれを主要機関に教えてあげないのかと、不思議でなりません。

●通常のワクチン開発に費やされてきた年数

さて、「ワクチンにはどんな種類があるの？」の章で、ワクチンには「生ワクチン」、「不活化ワクチン」、「トキソイドワクチン」の3種類があることをお伝えしましたが、従来のワクチン開発ですら、5〜10年間という歳月をかけて、培養した細胞や動物を使った実験、実際に人間に投与する臨床試験などのプロセスを経てつくられています。

一方で、新型コロナウイルスワクチンの開発期間は、各社とも約1年足らずです。しかも動物実験さえもやっていませんから、世界中で「人体実験だ」と反発が起こるのも無理はありません。しかも、今回は新技術を導入しています。新技術を導入するならば、これまで以上に慎重に時間をかけないと、人体にとって危険なのは当たり前の話です。

こうした違和感から、ワクチン開発は前々から秘密裏に進められていたのではないか、こうしたコロナ騒ぎが起こることを知っていたのではないかとの疑惑が生まれ、人工ウイルス説や陰謀論説などに拍車がかかっています。

●遺伝子合成技術という新しい技術の罠（mRNAワクチンについて）

新型コロナワクチンは大きく分けて2種類あります。一つは、ファイザー社やモデルナ社が開発しているmRNAワクチン。日本で2021年2月から接種が始まっているのはこの種類

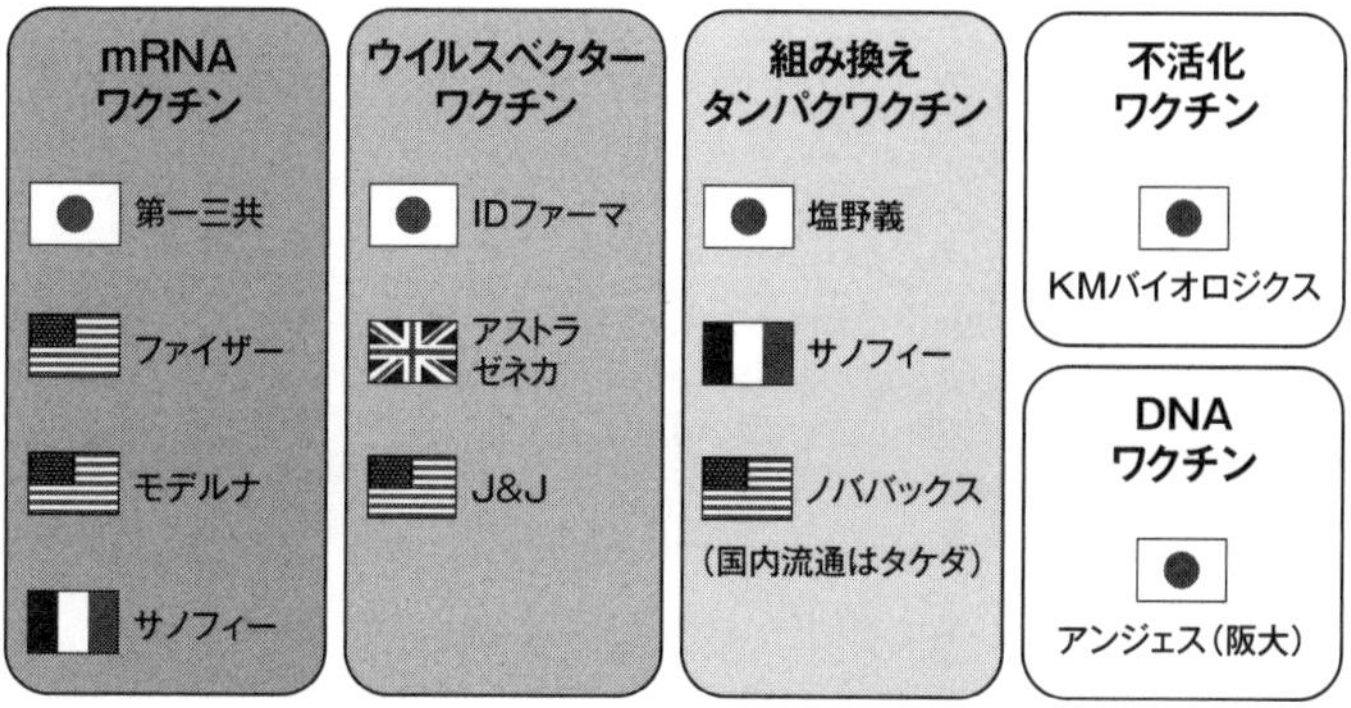
mRNA
ワクチン
第一三共
ファイザー
モデルナ
サノフィー
ウイルスベクター
ワクチン
IDファーマ
アストラ
ゼネカ
J&J
組み換え
タンパクワクチン
塩野義
サノフィー
ノババックス
(国内流通はタケダ)
不活化
ワクチン
KMバイオロジクス
DNA
ワクチン
アンジェス(阪大)

であり、ファイザー社製の「コミナティ」という名称で、モデルナのワクチンは商品名自体が「モデルナCovid19ワクチン」になっています。もう一つは、アストラゼネカ社やジョンソン&ジョンソンが開発するウイルスベクターワクチンです。これらには両方とも新技術が導入されています。

従来は、死滅して活動しなくなった病原体を打つ「不活化ワクチン」が主流であり、技術的にみて、その方法を採用するのがもっとも簡単で短期間でできます(今までたくさんつくってきたので)。しかし、今回は急を要する状況にもかかわらず、それをやらずにわざわざ新技術を導入しています。それはなぜでしょうか?

そもそも、遺伝子配列が特定されていない、ウイルスが存在していないから、そうせざるを得ないのではないかと、これもまた疑いを持たれることになっています。ちなみに、私はこの「不活化ワクチン」も含めてワクチンはすべて無意味だと考えていますが、それはここでは置いておくとします。

さて、新型コロナワクチンで新しく導入された技術は、「遺伝子合成技術」と呼ばれるものです。このワクチンには生きたウイルスも、不活化されたウイルスも入っていません。では何が入っているのかというと、「新型コロナウイルスだと思しきウイルスの一部分を、人間の細胞でつくり出すように指示を出す遺伝子」なのです。この技術を使ったワクチンをmRNAワクチンと言います。なんと曖昧でわかりづらいのでしょう。

もう少し詳しく説明すると、まずウイルスというのは、P135図のような構造をしています。たくさんの糸が入っているゴルフボールのような球体をイメージしてもらうとわかりやすいと思います。それがエンベロープと呼ばれる脂質の層で包まれていて、そこからスパイクたんぱくと呼ばれる突起が出ています。

遺伝子合成技術のワクチンは、このゴルフボールから出ているスパイクたんぱくをつくれという遺伝子を人間の筋肉に注射しています。新型コロナウイルスは、ウイルスの表面にあるスパイクが細胞表面の受容体に結合することで細胞内に侵入しますが、そのスパイクと同じたんぱく質をつくらせる設計図＝mRNAを筋肉注射するわけです。つまり御用学者の理屈によると、mRNAワクチンは筋肉注射でつくり出された、擬似的な新型コロナウイルス感染をもたらして、免疫を獲得するのだということになります。しかし、そうは問屋が卸しません。「ウイルスの断片が体内でどんどんつくり出されるから、体に免疫がつく」というのが製薬会社の説明ですが、そんなわけはありません。ここで皆さんも免疫の基本を思い返していただきたいのです。

世界中の政府や保健省が、新型コロナウイルス自体が特定されていないと言っているのも問題ですが、問題はそういうことではありません。このワクチンによってウイルスの断片ができるわけですが、そもそもウイルスの断片とウイルスというのは違うものなのです。これを混同するのが人間の浅知恵というやつなのです。

ここで中国の城のたとえ話を思い出してください。死体がワープしてきても、異民族の武器がいきなり降ってきても、本当の免疫など獲得することはできないことをお伝えしました。そのたとえに照らし合わせれば、このワクチンは城の中にスパイが入り込み、攻めてくる敵の死体の手＝ウイルス断片を量産するようなものです。さて、城の中で敵の死体の手を量産したら、城壁や城内で本当に攻めてきたときに敵に対応できるでしょうか。

人間の免疫細胞というのは、どんな異物が入ってきても何らかの反応はしてしまいます。この場合、医学的に言えば、スパイクたんぱくがプロセッシング（加工）され、ＭＨＣクラスＩ

コロナウイルスの基本的な構造

直径約100nmの球形

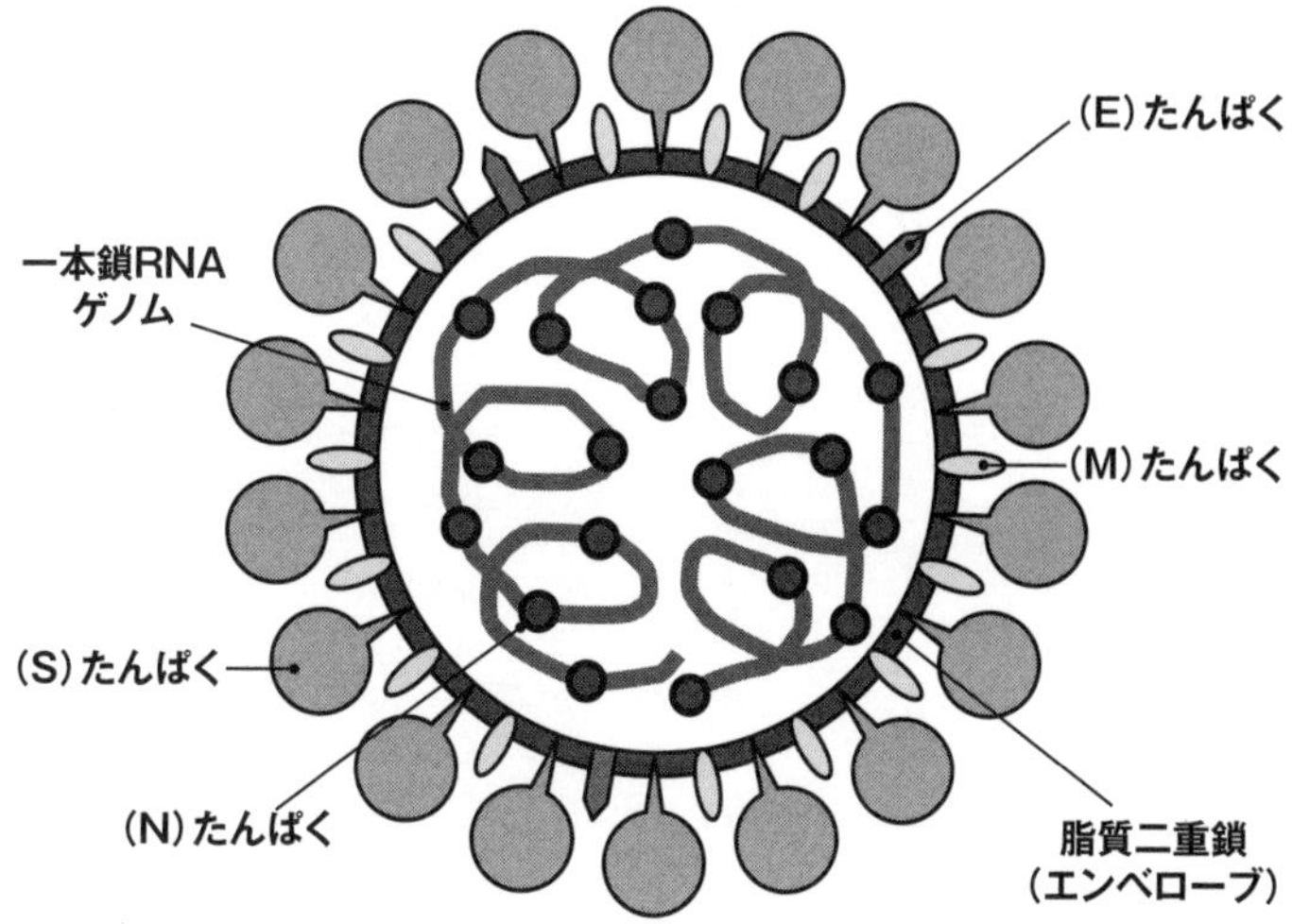

に提示され免疫が活性化される、と御用学者は言いたいのですが、この免疫は新型コロナウイルスに対する免疫ではないのです。生物の免疫システムとは生体と死体を同じく扱うような、そんなつまらないシステムではありません。この人間の浅知恵は人体の免疫システムに誤解を招いてしまうのです。

しかもそれだけでは済まない可能性があります。設計図を人間の細胞に入れ込むのですから、この先どんなことが起こるか正直誰にもわかりません。世界中の良心的な学者がそれを危惧しているのです。自分の体の中でSARS-CoV-2の断片がずっとつくられ続けるかもしれません。そもそも、入れ込むものはウイルスではなく、遺伝子情報ですので、人間のDNAのらせん構造の中にそれが入り込んでくる可能性もあります。そうなるともう何が起こるかわかりません。

さらにmRNAワクチンは体内の各細胞内にその遺伝子情報を入り込みやすくするために、LNP（脂質ナノ粒子）で遺伝子を包んでいます。mRNAを脂質の層で包むことで、体の隅々の細胞に入り込みやすくなります。ちなみに、超低温の環境で厳密に冷蔵保存しなければいけないのは、この脂質ナノ粒子が崩れてしまうからです。このナノ粒子も問題なのですが、それは後述します。

そもそもSARSが流行したときにはワクチンがつくれませんでした。それなのになぜSARS-CoV-2のワクチンはつくれたのでしょう? しかも、なぜ従来の不活化ワクチンではなく新技術を導入しているのでしょうか? 不活化ワクチン製造に入っている製薬会社もありますから、つくれないわけではないのです。まず、これらの疑問を持つことが新型コロナワクチンを考えるうえで、必須事項となるでしょう。

●ウイルスベクターワクチンの「ヤバさ」

ウイルスベクターワクチンはアストラゼネカ(英国)、ジョンソン・エンド・ジョンソン(米国)などが開発している新型コロナウイルスワクチンです。ウイルスベクターワクチンは、人体に無害とされる改変ウイルスを「運び屋」(ベクター)として、新型コロナウイルスの遺伝子をヒトの細胞へと運ぶワクチンとなります。

もう少し説明すると、たとえばアストラゼネカの場合、本当に無害かどうかはわからないウイルスを使い、SARS-CoV-2の既存の遺伝子組み換えチンパンジーアデノウイルスベクター(ChAdOx1)を基盤(運び屋)として、それにSARS-CoV-2スパイクたんぱく質

（COVID－19ウイルスの突起部分のこと）の遺伝物質を導入したワクチンです。

ベクターにはアデノウイルスやレトロウイルスなどが用いられていますが、今まであまり使われたことはなく、エボラウイルスワクチンのみで使われています。

SARS－CoV－2は、ACE2レセプターを介して、スパイクたんぱく質を使って入ってきます。そのスパイクたんぱく質の遺伝子を組み込んだ、ウイルスベクターワクチンが開発されています。遺伝子を組み込んでいるところなどは、mRNAワクチンと若干似ていますが、ベクターワクチンは人体がベクターそのものに対する防御反応を有してしまう可能性がありま す。このことは、御用学者の間でも指摘されています。要するに、ベクターであるアデノウイルスやレトロウイルスに対して免疫形成し、人体から弾かれてしまうということですね。実際にメルク社のウイルスベクター技術を使ったエイズワクチンは、そのような理由から2007年に臨床試験が打ち切られています。

ここまでの話でもヤバいとお気づきでしょうが、ウイルスベクターワクチンの問題はこれに留まりません。世界の製薬会社はウイルスベクターワクチンが効かないと言われる問題に対応するため、「ミキシング・アンド・マッチング」として知られる、異なるワクチンを組み合わせる研究をしているのです。

アストラゼネカは、英オックスフォード大と共同開発したチンパンジーアデノウイルスベクターワクチンと、ヒトのアデノウイルスをベースとするガマレヤ研究所の「スプートニクV」を組み合わせた臨床試験を行っています。また、英国の研究グループは、政府の資金提供を受け、アストラゼネカのワクチンとファイザーのmRNAワクチンの組み合わせをテストしています。

ガマレヤ研究所は2種類の異なるウイルスベクターを使用し、アストラゼネカとオックスフォード大は人間に対してこれまで使われることのなかったチンパンジーのウイルスを使っているのです。ここでもSARS-CoV-2の存在の曖昧さを思い出してほしいのですが、なぜこのような新しい技術とチンパンジーウイルスを未知のウイルス対策に使うのでしょうか?

ウイルスベクターワクチンもmRNAワクチンに考え方は近いのですが、脂質ナノ粒子の役割を別のウイルスで行うワクチンだと思えばよいでしょう。日本では、先行してファイザー社のmRNAワクチンの接種が始まっているために、こちらに注目が集まることが多いのですが、個人的には、チンパンジーの影響を受けたウイルスを体に入れるウイルスベクターワクチンの方が、効果はないうえに危険度は高いのではないかと危惧しています。

●添加剤ポリエチレングリコールのリスク

遺伝子合成技術自体にも気になる点がたくさんあるのですが、そこに使われている添加剤についても看過できません。ファイザー製の新型コロナワクチン「コミナティ」には、添加剤としてポリエチレングリコール（PEG）という化学物質が使われています。これは、mRNAを包む脂質ナノ粒子部分に使われているのですが、アレルギーやアナフィラキシーショックの要因であることが疑われている成分です。

mRNAワクチンを安定させるのに役立つとされるPEGは、他の種類のワクチンには含まれていないことも報告されています。つまりこちらも新技術なのです。

そしてこの技術はmRNAを分解から保護し、細胞内への取り込みを促進するために使われているのですが、ここで問題視されているのは体内にPEGが入ってくることで、その後PEGに異常反応する状態＝抗PEG抗体などがつくり出される可能性があるということです。

その結果、何が起こり得るかというと、世の中にあるすべてのPEGにアレルギーやアナフィラキシーを起こす可能性があります。

2018年の研究では「ポリエチレングリコールとポリソルベートに対する即時過敏症」に

ついて報告されていますが、ＰＥＧを含む製品は処方薬を含めて１０００種類以上あると報告されています。

このＰＥＧがこれまでワクチンに使われた例はなく、これをワクチンとして体内に入れた場合、ＰＥＧが使われた製品に触れるたびに、アレルギー反応やアナフィラキシー反応を起こす可能性が高まります。その結果、どれだけ多くのアレルギーが増えるかわかったものではありません。しかもそれは御用学者の間では、ワクチンのせいではないという風に断定されてしまうでしょう。

現在の西洋医学の検査では、たとえアナフィラキシーショックで亡くなっても、ワクチンとの関連性は証明できないということで認めてくれないのです。その場合は、ワクチンの副作用での死亡者数には含まれないことになってしまうわけです。

●堕胎された人間の細胞が使われている

実はワクチンの一部には堕胎された人間の細胞が使われていて、公式にも認められています。ジョンソン・エンド・ジョンソンのワクチンは堕胎児の網膜組織由来の細胞を使用しており、モデルナは堕胎児の腎臓組織由来の細胞を使用しています。私が調べた限りファイザーに関してはわかりませんでした。

ジョンソン・エンド・ジョンソンのワクチンで使われている堕胎児の網膜組織由来細胞は、PER C6Ad5というテクノロジーで、モデルナのmRNAワクチン製造にも胎児細胞が使用されており、HEK293というテクノロジーを使用して生成されています。これまでのワクチンの一部にもMRC−5細胞シリーズが使われていましたが、これは、1966年9月に身体は健康体の27歳の女性から、精神疾患の理由で堕胎された14週目の胎児から取り出された肺細胞から開発されたものです。

なぜわざわざ胎児細胞を使わねばならないのか、皆さんは考えたことがあるでしょうか。これらの胎児細胞は発がん性と感染性という2つの点で潜在的リスクを持っていると言えますが、また、カニバリズム（人肉思想＝人が人を食べる思想）という観点からもどんな問題が起こるかも考慮する必要があります。そういえば狂牛病という病気は、牛に牛を食べさせたことから生じたことがよく知られています。

●ラットの肝細胞の空胞化が認められた

令和3年2月15日の厚生省・合同部会で公開された資料によると、ワクチン製剤を用いたラットの毒性実験で、肝細胞に空胞化が認められたことが報告されています。空胞化とは、細胞質内でみられる、一種の細胞障害のことです。これに関して、同会は「毒性的意義は低いから問題ない」としていますが、そんなわけはありません。

肝臓は人体の中で毒物や薬物を代謝するための臓器ですが、そこで空胞化が起こることはそれだけ毒性が強いということでもあり、肝臓を傷害することでますます解毒代謝がしにくくなるということです。資料にはワクチン製造に初めての成分が使われていることも書かれていて、実のところ厚生省はいろいろなことを知っているのに黙っているとも言えるのです。

●「90％の効果」のからくり

こんなワクチンにもかかわらず、ニュースでは90％以上の効果があると喧伝されています。

実はこの90％にもからくりがあるので簡単に説明しましょう。

ファイザー社のワクチンは18～85歳の被験者4万3998人を対象として、ワクチン「BNT162b2」接種群と、プラセボ（偽薬）接種群で比較しています。外部の独立データモニタリング委員会が解析を実施したことになっていますが、新型コロナウイルス感染症を発症した人が合計で94人と報告されました。内訳として双方の母体数は似たようなものですが、ワクチン接種群は8人の感染者数となり、プラセボ接種群は86人の感染者数と報告され、10倍以上の数字を示しているので90％を超える発症予防効果と言われたわけです。そして治験において重篤な有害事象は認められていないといいます。

しかしこれは簡単な数字のトリックです。仮にそれぞれ半数の21500人が母体数だとして、86人が感染したとすると0.4％の感染率になります。8人の感染だと0・037％です。そうすると御用の数字に従ったとしても、0.4－0・037の0・363％が予防効果ということになるのです。単純な分母のトリックですね。そもそもこの試験においても気づくことはないでしょうか。まずワクチンを打っても打たなくても、非常に発症率が低いということに気づかないといけません。こんな発症率が低いウイルスに対して、なぜワクチンなど打たなければいけないのか？と考えられることはとても大事なことです。さらに独立系委員会が調べたとなっていますが、堂々と重篤な有害事象はないとうたっています。後述するようにさまざまな有害事象があり、世界で明らかになっているのに、最初の試験で重篤な有害事象がないというのはおかしいと考えなければいけません。皆さんもFBなどのSNSをしていて、新型コロナのことを書くだけでファクトチェックなどという文字が出てきます。そして第三者による新型コロナ情報とやらに誘導されるのですが、それは明らかに御用的な情報ばかり。つまりこの治験も、第三者という公平な立場が担保されていないのです。そのような目でみれば数字自体を信用するのも困難になってきます。

医原病の専門的観点から言えば、86人と8人という数字からしておかしいのですが、それはキリがないので割愛します。しかし少なくとも御用学者の数字を採用したとしても、0.363％しか効果がないのであれば、さまざまな怖い物質が入っているワクチンについて、拒否したいと思うのは当然のことかもしれません。

第11章 始まったワクチン接種によって世界で何が起こっているか

●死亡者数が激増した欧米

ここまでの話だけでも非常に危険かつ、効果も期待できなそうなワクチンであることはみえてきたと思います。2020年12月上旬のイギリスを皮切りに、世界各国で新型コロナワクチンの接種が本格化しています。2021年3月時点で、海外ではどのようなことが起こっているのでしょうか。

2020年10月、ブラジルでは、アストラゼネカとオックスフォード大学が開発したワクチンの臨床試験に参加した被験者が1名死亡。大学側は「慎重に検証」した結果、安全性に関する懸念はなかったとして、治験は継続されました。

イギリスでは、2021年1月24日までの時点で、ファイザー&ビオンテックまたはアストラゼネカのワクチンを接種して間もない143名の死亡が確認されたと、医薬品・医薬製品規制庁が発表しました。亡くなったのは主に高齢者や基礎疾患のある人でした。

ヨーロッパ各国では、接種後に血栓ができる事例が複数報告され、死亡者も出たことから、2021年3月には、ヨーロッパ各国でアストラゼネカの新型コロナワクチンの接種を一時停止する動きが相次ぎました。オーストリアでも一人が多発性血栓症で死亡したため、同じ製造番号のワクチン使用を停止。バルト3国もそれに準じています。

同じく死亡例が確認されたデンマークなど北欧3カ国も、3月11日に同社製のワクチン接種を一時停止しました。イタリアとルーマニアも一部の製造番号のワクチンの使用停止を決めました。

アメリカでは、2021年2月7日の時点で、新型コロナワクチンを接種した人のうち、1170名が死亡したとCDC（米国疾病予防管理センター）が発表しています。死亡者は、ファイザーとモデルナのワクチンを投与された両方のグループから出ており、ワクチン接種者における死亡者の割合は、0・003％だとしています。

そして、日本でも、2021年3月にワクチン接種を受けた60代の女性の医療従事者が死亡しました。接種を受けたのは2月26日で、当初は目立った副反応はありませんでしたが、3日後の3月1日に亡くなったと厚生労働省が発表しています。ところが、因果関係は認められませんでした。

このように世界中でワクチン接種後に問題が起こっていますが、忘れてはいけないのはワクチンとの関連を認定されるには壁があることです。医原病や薬害を考えるとき、報告されないことや報告しても認めてくれないことは常に考慮する必要があります。研究によりますが100件に一件しか認められないとか、50人に一人くらいしか認められないなどと言われています。臭いものに蓋をする人間心理から考えれば当然のことで、実数は数倍から数十倍はいると推測したほうがよいでしょう。

●老人ホームでどんどん亡くなっていく人たち

新型コロナウイルスにかかりやすい、もしくはかかった場合に重症化しやすいという理由で、高齢者が優先的にワクチンを接種することになっていますが、ヨーロッパの老人ホームで、日本では報道されない事態が起こっています。

2021年1月13日、スペインの南西に位置する都市ラガルテラの老人ホームでは、入居者

78人に、1度目のワクチン接種が行われましたが、6日後に接種した全員が新型コロナウイルスに感染。そのうち7人が死亡し、4人は入院しました。地元の新聞では、ワクチンによる副反応と判断されたと報じています。このときは、ファイザー社のワクチンでした。

ノルウェーの老人ホームでも、ワクチン接種後に死亡例が相次ぎました。2021年1月、ノルウェー医薬品庁は、米ファイザーと独ビオンテックが開発した新型コロナウイルスワクチンを接種してから数日以内に29人の高齢者が死亡しており、うち13人についてはワクチンの副作用が関連していたことを確認したと明らかにしました。ノルウェーでは1月15日までに、新型コロナ感染による重症化リスクが高い約4万2000人が同ワクチンを1回以上接種。副作用と思われる症状で死亡したのはいずれも介護施設の入居者で、重篤な基礎疾患を持つ75歳以上の高齢者だったといいます。

このような事実を知って、仮に効くとしても、なお新型コロナワクチンを打つメリットが副作用のリスクを上回ると言えるでしょうか?

●新型コロナワクチンのリスクを総括する

これまでに述べてきたように、そもそも新型コロナウイルスの存在は証明されているのか、という疑問がありました。すでに証明されているという説もありますが、その遺伝子配列は自然発生ではありえないと指摘する研究者がいるわけです。私は人工ウイルスの可能性が結構高いのではないかと思っていますが、まだ推測の域は出ていませんし、どちらだろうと問題の本質は変わらないと考えています。

少なくとも理論的にも科学的にも混乱したこの状態で、有効な薬やワクチンをつくれることはありえないでしょう。御用学説のクスリのつくり方からさえ外れているのです。

なぜ新技術を導入したワクチンをほとんど治験することなく打つようにしたのでしょう？　そもそもなぜ新技術を未知であるらしい新型ウイルスに使うのでしょう？　それらの事実が、ウイルスがインチキであるという推論を補強しています。

これまでの数十年間は不活化ワクチンが一番安定していました（効くかどうかは別として）。なぜ免疫細胞に埋め込む方式にして、ウイルス断片（たんぱく質）を体がつくり出す方式に変えたのでしょうか？

それはウイルスがいないから普通のワクチンがつくれない、と考えることが可能だということです。

しかも問題はそれだけではありませんでした。なぜ堕胎細胞を使ったり、従来のワクチンで使ったことのないPEGなどを持ち込むのでしょうか？　短期間でワクチンをつくりたいというなら、すでにこれまで使ってきた方法のほうがずっと簡単です。つまりすべてにおいておかしいことだらけであり、誰もそれを指摘しないという状況なのです。さて、今までのSARS–CoV–2のウソ、検査のウソとワクチンの負の知識を総合すると、どういったことが考えられるでしょうか。

おそらくたくさんの人が亡くなります。それ以上に「ヤバい」状況が生み出されていくでしょう。不妊、アレルギー、脳障害、神経障害、といった症状は当たり前としてもっと大きな問題が起こると推測されるのです。

一つは人間の遺伝子の中にRNA、DNA、ベクターウイルスなどのたんぱく質が組み込まれていく可能性があります。誰もこれを否定することも肯定することもできません。まだ始まったばかりだからですが、予防原則という大原則を忘れてはいけません。やってみてからいろいろと起こってしまったと気づいても遅いのです。このワクチンは人間遺伝子の根底的破壊につながる可能性があります。

御用学者や世間の医者たちは、RNA→DNAに逆転写が起きないという理論のもとに、このワクチンは安全であると言ってきました。しかしそれは御用らしく「はず」という結論で示されていますが、最近になってマイナーな研究で逆転写酵素により、SARS-CoV-2のRNAがヒトゲノムに逆転写されることがわかってきました。特にレトロウイルスなどでそれが起こり、ウイルスDNAが宿主染色体にインテグラーゼという酵素で組み込まれ、それをプロウイルスと呼ぶのです。

このワクチンはウイルスの死体の手を自らつくり、遺伝子操作をしているのでした。だからこそ、いくら御用学者であっても人間の遺伝子が本当に影響を受けないか確認するのが筋なのにやっていないのです。予防原則の大事さが少しは伝わったでしょうか。

さらに副作用や後遺症や遺伝子の変化は、遺伝子が組み込まれていく関係でタイムラグが生じる恐れが高いのです。つまり、すぐには症状として表れないということです。すると、日本での薬害の一般的な認定期間は二日間しかないので、因果関係は証明されないことになります。

また、mRNAなどの遺伝子組み換えだけでなく、カニバリズムをもたらすことにより、遺伝子の退行や人間的退行をもたらす可能性があります。大げさでも何でもなく、チンパンジーのベクターウイルスを投与することにより、人間のチンパンジー化が促進されるかもしれません。

また、ウイルス断片のたんぱく質を自らがつくることで、常にウイルスを飼っているかのような状態になり、永続的に新型コロナウイルスが周囲にいるように錯覚させることができます。つまり永続的にワクチンを打ち、永続的に自粛をし、永続的にマスクをし続けるような世界を強制されるかもしれないということです。

こんなワクチンを本当にあなたは打ちたいと思いますか?

●世界各国でワクチン拒否を宣言する人々

2021年2月19日配信のウォールストリートジャーナルでは、ヨーロッパで接種が始まっている新型コロナウイルスワクチン3種のうち1種について、多くの医療従事者が接種を拒否していると報道しています。医療従事者でつくる組合などによると、有効性への疑問と相次ぐ副反応の報告が理由です。ヨーロッパの複数の医療従事者団体は、アストラゼネカが開発したワクチンの接種を医師や看護師に強制すべきではないとの見解を示しました。

ワクチン全般を拒否する声も世界中で相次いでいます。英国では、四人に一人が「受けたくない」と回答しており、特に若者の間でワクチンへの関心は冷ややかだといいます。

一方、米国でも驚くほど多くの医療従事者たちが、ワクチンの接種を拒否しています。オハイオ州知事のマイク・デワイン氏は12月30日、ワクチンの優先接種の権利をあたえられた介護施設の職員の約60％が、接種を拒否していると述べています。

ヒューストンにあるユナイテッド・メモリアル・メディカル・センターのジョセフ・ヴァロン博士は12月の公共ラジオＮＰＲによる取材で、彼の部門に所属する看護師の半数以上が「ワクチンを接種しない意向だ」と発表しました。

カリフォルニア州テハマ郡のセント・エリザベス・コミュニティ病院でも、ワクチン接種を希望する職員は全体の半数以下で、ロサンゼルス郡の現場作業員の約20～40％が、ワクチン接種の機会を拒否したと報じられています。シカゴのロレット病院のニキーラ・ジュヴァディ医師によると、12月に実施された調査で、全職員のうち40％がワクチンを接種しないと回答しています。

カイザーファミリー財団（ＫＦＦ）が12月15日に発表したデータによると、医療従事者の

29％がワクチンを受けることをためらっており、その理由として副作用に関する懸念と、政府への信頼の欠如が挙げられました。ニューヨーク市・消防士協会の会長も12月6日、ＮＢＣニュースの取材に対して、「消防士の約55％がワクチンの接種を拒否している」と話しています。日本の宮坂昌之・大阪大名誉教授が毎日新聞の取材に対し、「このワクチンが使えるようになっても、当面の間私は打たない」と明言しています。

また国家としてワクチン接種を拒否している国もあります。アフリカのタンザニアです。タンザニアの大統領は元科学者だったということもあり、ＰＣＲ検査を信用せず検査機関にこっそりとさまざまな素材の液体を提出しました。そうするとパパイヤや小鳥やヤギもコロナ陽性になってしまったのです。これらは公式報道されています。

２０２１年2月に、アフリカ東部タンザニアのガジマ保健相が行った新型コロナウイルスに関する記者会見では、補佐官がショウガ、タマネギ、レモン、香辛料を加えたミキサーを手に取って示し、この野菜スムージーでウイルスは防げると説明し、ワクチン接種拒否の姿勢を示しています。

●ハンク・アーロンの死と黒人の反応

アメリカ大リーグの英雄ハンク・アーロンさんをご存知でしょうか。ホームラン通算755本の記録は歴代2位。王貞治氏の友人でライバルでもあり、メジャー史上最高の強打者と言われたスター選手が、2021年1月22日、86歳で亡くなりました。ネット上では、英雄の死を惜しむ報道ばかりが目立ちましたが、実はその17日前の1月5日に、モデルナのワクチンを接種していました。「自然死」との報道もありますが、死因が正式に発表されていないため、ワクチン接種に疑念が持たれています。

政府への不信感から黒人層のワクチン拒否の考えは根強く、昨年のAP通信の調査では黒人層のうち、新型コロナワクチンを「接種する」と答えた人はわずか24%でした。「その風潮を打破するために、米政府が白羽の矢を立てたのが、黒人層に圧倒的人気を誇るアーロンさん」だと、日刊ゲンダイの取材に対して、国際政治経済学者の浜田和幸氏が話しています。

ところが、皮肉なもので、メディアを前にワクチンを注射され、『心配せず、みんなも接種して』と黒人市民に呼びかけた数日後に急死してしまったのです。そのため政府への不信感とワクチン拒否の意向は打破どころか、かえって猛拡大をみせています。

●圧力を強め、利権にまみれる政府と製薬会社

そもそも、ワクチンを開発している製薬会社は、圧倒的な資本力があり、マスメディアや研究機関、学術機関、そして政府にとって最も大きなスポンサーです。その製薬会社の株主は貴族や財閥なのです。

財閥の多くは白人であり、元をたどればシオニストの流れがあると言われていますが、優生思想を持っている人が多いのです。優生思想とは、身体的・精神的に秀でた能力を持っている人や人種の遺伝子をできるだけ保護し、逆に劣っている遺伝子は排除して、優秀な人類をより多く、後世に遺そうという考え方です。古くからある差別思想ですね。

マイクロソフトの創業者ビル・ゲイツは、その優生思想の象徴的な存在ですが、彼らは白人至上主義であり、自分たちはワクチンは打たない一方で、黒人やヒスパニックなど〝劣った人種〟の人たちにはワクチンを打たせ、人口を減らしたい考えがベースにあります。

ビル・ゲイツは、世界の著名人が講演する2010年のTED（Technology Entertainment Design）で『ワクチンを使うことによって、人口の10～15%を削減することができる』と語っています。この動画はネット上に上がっており、誰でも閲覧することができますので、とても

信じられない、そんなはずはないと思う人は一度観てみられるといいかもしれません。

また、ビル・ゲイツに関連する話題でもう一つ紹介しておきたいのが、２０１９年10月18日にニューヨークの高級ホテルで行われた「イベント２０１」です。ジョンズ・ホプキンズ大学ヘルスセキュリティセンター、国際経済フォーラム、そして、ビル&メリンダ・ゲイツ財団が共同で主催したもので、パンデミックの公開演習とも言える内容でした。

具体的には、伝染病が世界的に広まるという架空のシナリオに沿って、15名の専門家がディスカッション形式で具体的なアイディアを出し合うというもの。その様子も動画で一般公開されています。謎のウイルスが健康な豚から発生し、世界中に広がり、18ヶ月間で６５００万人が死亡するというシナリオなのですが、現在の状況にあまりに酷似しています。

勘違いしてはいけないのは、新型コロナウイルスが中国の武漢で発生したのは２０１９年12月ですから、これはそれより前の話なのです。このようなことがあるので、さまざまな陰謀論説が一層ささやかれるようになったのです。とは言え、ビル・ゲイツが諸悪の根源というわけではなく、彼はあくまでも一人の役者であり、背景にはもっと大きな意図があると言われています。

話を製薬会社との関係に戻しましょう。

「利権にまみれた政府」とは日本政府のことだけではなく、世界中の政府のことです。たとえば、前述したようにアメリカ政府は製薬会社なしでは成立しないほどに、製薬会社と密につながっています。「回転ドア人事」という有名な言葉がありますが、製薬会社の上層部の人間が、WHO（世界保健機構）やCDC（米国疾病対策予防センター）、FDA（米国食品医薬品局）といった政府機関に異動しては、また製薬会社に戻るということを繰り返す悪しき慣行です。政府の重要機関で、製薬会社の利益につながるための政策や法律をつくるよう操作しては、立場が危うくなると製薬会社に戻り、数年後にはまた別の政府機関に入り込む、という流れになっています。

多くの識者が指摘しているように、その結果、政府機関に多国籍企業の人間がどんどん入ってきて、彼らにとって都合のいい政策が出来上がっていきます。製薬会社と農薬会社はほとんど同じですし、化学薬品メーカーや巨大食品メーカーも同義です。遺伝子組み換え技術で悪名高いモンサントはその代表でしたが、今はドイツの製薬会社バイエルに買収され、その社名を聞くことはなくなりました。バイエルは、モンサントの技術を応用して、ゲノム編集技術を販売しています。

そんなことを当然のように知っている富裕層はワクチンなど打ちません。米実業家のイーロン・マスク氏は新型コロナウイルスのワクチンが実用化されても接種するつもりはないと述べています。元ファイザー副社長のマイケル・イードン博士もワクチンを打たない、まったく推奨しないと述べていますし、なんとファイザーのCEOであるアルバート・ブウラも、自社ワクチンを接種しないと述べています。「59歳健康で、医療従事者のように新型コロナウイルス感染症対策の最前線で働いているわけでもないから」だそうです。いえ、最高責任者なのだし、1本くらいCEOに分けても誰も文句は言わないでしょう。ビル・ゲイツも自分の子どもにはワクチンを打たないと言っていますし、なぜ彼らは打たないのかを考えないといけませんね。

●豚インフルエンザ詐欺との類似点

新型コロナウイルス騒ぎをみていて連想してしまうのはスペイン風邪ですが、2009年の新型インフルエンザ（H1N1ブタインフルエンザ）流行も似たような構図を持っています。

豚インフルエンザ騒ぎは2009年4月にメキシコで、原因不明の呼吸器感染症が集団発生し、わずか9週間で世界に感染が拡大し、死者は世界で1.8万人とも、28万人とも言われました。

ところが、この騒ぎには裏話があります。そこから遡ること約30年前の1976年、アメリカの米軍基地内で豚インフルエンザと呼ばれる新型インフルエンザが発生。アメリカ政府はこれが大流行すると予測し、その脅威から国民を守るという名目で、当時ラムズフェルド国防長官が先導して、全国民を対象に大規模なワクチン接種を行いました。

その結果、短期間で4600万人が接種を受けたのですが、実際にはアメリカ政府がテレビや新聞で警告したような感染症の大流行は起きなかったのです。あとに残ったのはワクチンのたくさんの副作用でした。2009年の時も同じでたくさんのワクチンの副作用だけが残りました。そして豚インフルエンザを振り返り、「詐欺ではないか」とする告発や書物の刊行が相次いだわけです。


もともと豚インフルエンザ詐欺を起こした直接の理由は、豚用につくられたワクチンによって、次々と豚が死んでしまうと知った養豚業者が接種を拒否したからだと言われています。このとき大量に余ったワクチンの消費方法として、人間に豚インフルエンザワクチンを接種することを考えたわけです。いかにも優生思想を持つ者たちが考えそうなことです。

それを告発したＦＤＡのワクチン管理部長であったアンソニー・モリス博士は「このインフルエンザワクチンを製造している当事者も、まったく効果がないことをよく知っている。彼らはそれにもかかわらず、とにかく売ってしまえということなのだ」と述べました。博士は気化したワクチンの動物実験で、動物に腫瘍ができやすいことや、妊婦に特に危険であることも述べました。その結果、彼は解雇されたのです。

こうした背景を知ると、新型コロナウイルスとワクチンの騒動もまったく同じことを繰り返しているようにしかみえません。

第12章

新型コロナワクチンが導入されるときの問題点

ここまで新型コロナワクチンの話を聞いて、心配になった方も多いことでしょう。はい、もっともっと心配してください。一番大事なことは、現実から逃げないことなのです。ワクチンや世界の闇はまだ続きます。

●補償は誰がいつどこでやるのか

まず、ワクチンの影響でご自身やご家族にもしものことが起こった場合、誰がどのように補償してくれるのでしょうか。この章では、これから実際に日本でも本格的に新型コロナワクチンの接種が始まると、どんなことが起こり得るのか、どのような方向に向かっているのかに目を向けて考察してみたいと思います。

2021年2月19日の時点で、厚労省は、新型コロナウィルスのワクチン接種により、副反応などで死亡した場合、国の予防接種健康被害救済制度で、一時金4420万円が支払われると発表しています。葬祭料は20・9万円、その他にも、通院が必要になった場合には、3.5万～3.7万円などの月額の医療手当や、介護が必要な障害が残った場合には、最大年額505万6800円の障害年金が支払われるなど、さまざまなケースに対応した給付額も定められました。

国が補償してくれるから、補償額が大きいから安心だととらえるか、逆に国がそんな高額な補償をしてくれるならよっぽど危険なのだろうととらえるか、は個人の自由です。

ただ、冷静になって考えてみると、通常は薬の副作用が原因で訴訟を起こされ、敗訴した場合、製薬会社がその責任を負って補償します。たとえば、抗うつ薬として有名な「パキシル」という薬がありますが、アメリカではこの薬の影響でたくさんの自殺者や死亡者が出たことから、被害者の家族が集まって集団訴訟を起こしました。結果的には製薬会社が敗訴し、数百億円という和解金を支払っています。

それに対して、ワクチンは副作用があろうが、死者が出ようが、製薬会社の責任にはなりません。前段でお伝えした保障制度は日本政府が行うことであって、あくまでもワクチンをつくった製薬会社に責任はありませんから、どれだけ死亡者が出てもワクチンはつくれますし、売れるというわけです。

ファイザーやアストラゼネカなど、外資の製薬会社の補償を日本の税金を使って行うことも解せない部分かと思います。もちろん税金とは私たち日本国民が支払っているお金です。

そして補償金額よりも重要だと思われるのが、表れている症状と新型コロナワクチンとの関連性をどう認めるか、という点です。すでに述べたように、ワクチンを打った人が亡くなった場合、接種した日から亡くなるまでの期間が長ければ長いほど、関連性を認められる可能性は低くなります。1週間後に亡くなっても（実際は十分起こり得るのですが）、認められる可能性はかなり低いと思われます。これまでの事例から判断すると、2日以内でなければ、認められるのは難しいでしょう。

2021年3月、ワクチン接種の3日後に亡くなった60代の医療従事者の女性についても、新型コロナワクチンとの関連性は認められていません。

●強制接種になるのか否か

ここまでお読みいただいた方は、そんなリスクだらけのワクチンをなぜ打たなければならないのか、逃れる方法はないのかと思っているかもしれません。結論からお伝えすると、日本で強制接種にする場合は、予防接種法から変えなければなりませんので、そこまではできないでしょう。実際に厚生労働省に問い合わせた人の話でも「強制ではないので、個人の判断で」と言われたそうです。

そうなると、接種率を上げたい側に残された作戦は2つで、補助金をつける「お得作戦」と「怖がらせる作戦」でしょう。

接種の実務は自治体単位ですが、ワクチンを接種したら地域で使える地域振興券の配布や割引券などがもらえるサービスを充実させ、接種促進を行うところもあります。埼玉県宮代町では、1回の接種で1000円分としており、6000万円の予算を確保しているとのこと。ちなみに、財源は国の地方創生臨時交付金だそうなので、接種率を上げたい国からの補助ということになります。

大阪府や岐阜県の企業では、従業員が新型コロナウイルスワクチンを接種する場合は、特別有給休暇を付与したり、接種が完了すると、奨励金が支給される制度を導入しました。

しかし、こうした「お得作戦」よりも、日本で圧倒的に効果があるのは「怖がらせる作戦」でしょう。第3章でもご紹介したように、日本は世界的にみて、極端にテレビや新聞などのマスメディアへの信頼度が高い国です。「テレビで言っていたから間違いない」という国民性ですから、「新型コロナは怖い」「変異株も出てきた」「ワクチンが救世主」とテレビや新聞で繰り返し報道することで、自ら進んでワクチンを打ちたいと思う風潮をつくり上げることは簡単です。

そして、自分が打つか打たないかだけでなく、ワクチンを打っていない人を危険視して、排除したり、一定のサービスが受けられないように差をつける措置も十分考えられます。たとえば飛行機に乗れないなどです。「マスク警察」も同様ですが、この先はこれが加速化して、「ワクチンを打っていない人＝危険な人」や「＝虐待の対象」という風潮が高まってしまうこともよく聞く事例です。戦前の反戦論者への世論の弾圧とどこか似ていますね。

●マイナンバーとワクチン

そこで出てくるのが、誰がワクチンを打っていて、誰がまだ打っていないのかを管理するという考えです。その点では、海外のほうが進んでおり、中国では、すでに3月から「新型コロナワクチン接種証明書」を発行していますし、EUでも30カ国以上が「ワクチンパスポート」の導入を検討しています。日本もそれに準じたカタチにしたいのでしょう。たとえば、そのパスポートを持っていないと、美術館や野球観戦、サッカー観戦にもいけないということも十分に考えられます。

２０２１年に延期になった東京オリンピックも、オリンピック委員会の構想では、出場選手は全員ワクチンを義務付けるとか、選手村に入る前も入ってからも、ＰＣＲ検査を受けるという話が出ています。競技が終わったら、当然即帰国して、ＰＣＲ検査が陰性だという証明がないと自国に入れない、戻ってからも2週間などの待機期間を設けることが現実のものとなりそうです。そうすることで、一般市民にもＰＣＲ検査はやって当たり前だという風潮をつくり、なんの疑問も持たせないような状況は広がっていくでしょう。

ワクチン接種履歴の管理に、日本ではマイナンバーと紐付けができないかという考えが浮上しています。ただ、現時点でもマイナンバーのセキュリティーが甘く、個人情報が漏れる事件も起こっていることから、信頼できないという風潮が高まっているので、マイナンバーとは別の証明書を発行することも検討しています。

●ムーンショット計画とは

内閣府が主導になって進められている「ムーンショット計画」というものがあります。「ムーンショット計画」とは、2020年1月に策定された、2050年までに目指す社会のカタチを6箇条にまとめたものです。その一部をご紹介しましょう。

目標1：2050年までに、人が身体、脳、空間、時間の制約から解放された社会を実現
目標2：2050年までに、超早期に疾患の予測・予防をすることができる社会を実現
目標3：2050年までに、AIとロボットの共進化により、自ら学習・行動し人と共生するロボットを実現
目標4：2050年までに、地球環境再生に向けた持続可能な資源循環を実現
目標5：2050年までに、未利用の生物機能等のフル活用により、地球規模でムリ・ムダのない持続的な食料供給産業を創出
目標6：2050年までに、経済・産業・安全保障を飛躍的に発展させる誤り耐性型汎用量子コンピュータを実現

「ムーンショット」という言葉の語源は、アメリカ35代大統領のジョン・F・ケネディによる、アポロ計画を開始するきっかけとなったスピーチの「月に向けたロケットの打ち上げ（ムーンショット）」です。そこから転じて、困難な、あるいは莫大な費用がかかるが実現すれば世の中に大きなインパクトをもたらす壮大な目標を意味する言葉として使われています。

表向きは「豊かな暮らしをつくるために」ということになっていますが、これによると、「2050年までに人が身体や脳、空間の制約から解放されて」とありますから、たとえば、東京にいながらにして、電脳の世界で福岡にいるかのように感じられる、ということでしょうか。さらに「超早期に疾病を予測して予防する」ともあり、一見よさそうに思うかもしれませんが、これは危険な話です。余計な治療などまだ必要ない病気の予備軍も誘導されて簡単に病人にされます。今から30年以上も前に欧米で、定期的な検診は長寿に役立つかどうかを調べた臨床試験がたくさん行われた結果、「検診は長生きにつながらない」との結論が出ていることにも逆行しています。もちろん、政府関係者がそうした研究を知らないはずはありません。

みずほ情報総研のＨＰ「ムーンショットが描く2050年の未来像」によると、

「ロボットと生体組織とを融合したサイボーグ化技術が確立。

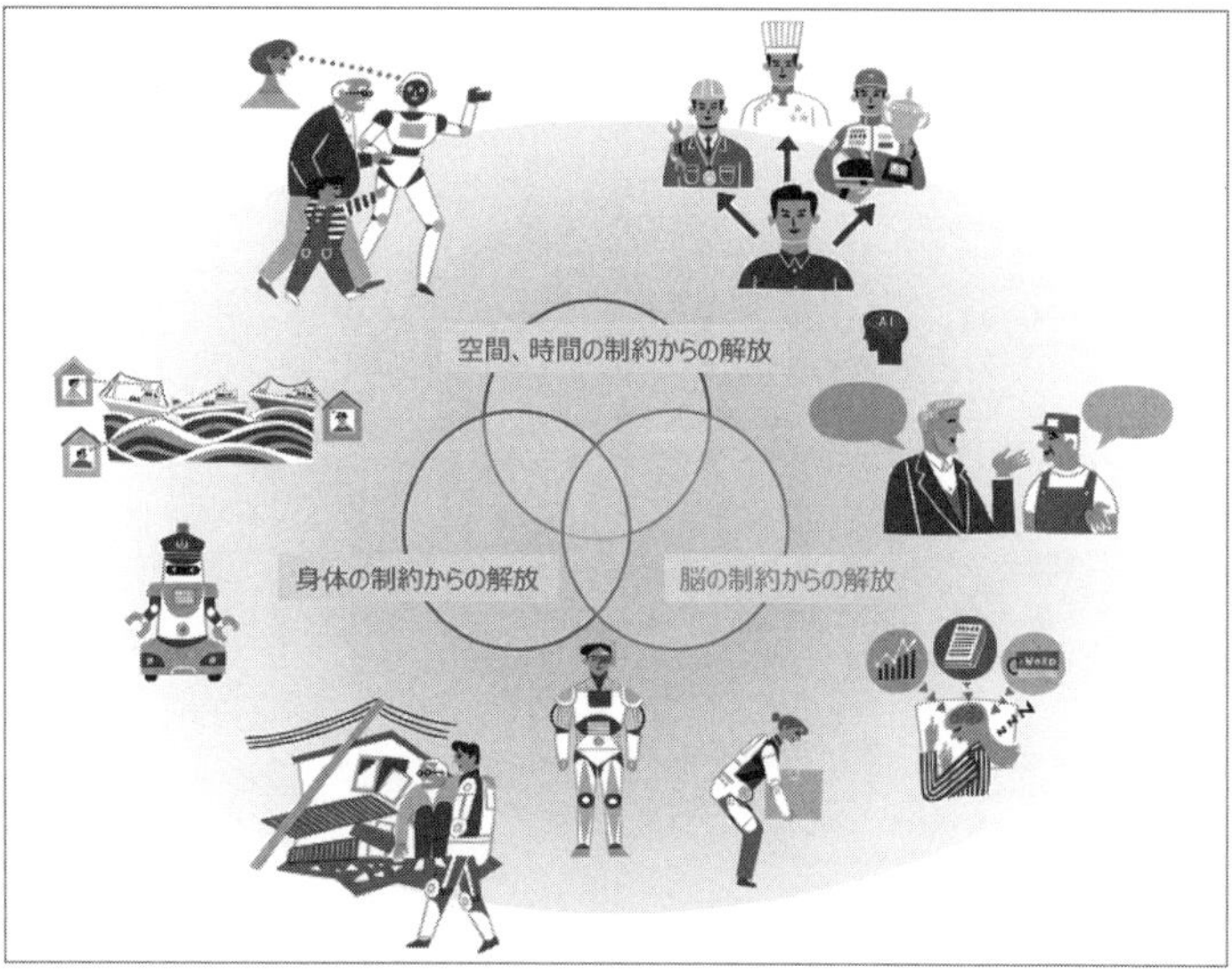

内閣府HPより

老化により低下する視聴覚機能や認知運動能力等が補強され、誰もが必要とする能力をいつでも拡張できる。

光年単位での宇宙航行における生物学的寿命の延伸が可能となる人工冬眠技術が確立。

ＡＩが膨大な実験データ等の中から自律的に仮説を構築し、実験作業等をロボットに自動化させることにより、ノーベル賞級の発見が次々と生み出される」


との記載があります。これぞまさにＳＦか近未来漫画かという話なのですが、よく考えてみると政府からみれば、こんな社会なら管理もしやすく、洗脳も簡単にできます。人と人とのリアルなコミュニケーションの機会が激減し、バーチャルなコミュニケーションで人と話した気になってしまいます。人と人との間で分断が進み、表面上の文字の解釈や言葉の解釈しかできなくなってしまい、会って話すときのような微妙な機微や熱量、その場の雰囲気などを読み取るようなコミュニケーション能力は衰えていくでしょう。そうなれば、一層自分の頭で考える人が減りますから、より管理しやすい国民をつくるにはうってつけです。

このムーンショット計画と新型コロナ騒動やワクチンの全世界導入は、同じ方向であることがわかるでしょうか。

第13章
情報を操作する利権団体の存在

●WHOとはどんな組織なのか？

皆さんもご存知のＷＨＯ＝世界保健機関（World Health Organization）は、１９４８年にスイスのジュネーブで設立された国際連合の専門機関です。１９４６年にニューヨークで開かれた国際保健会議で採択された、世界保健憲章第１条の「すべての人々が可能な最高の健康水準に到達すること」を目的に掲げていますが、これはまさに建前であり、ＷＨＯの設立以来、世界中を不健康な状況下に追いやってきました。

武漢から発症したとみなされているSARS–CoV–2ですが、中国側は当初ＷＨＯの本格的調査を拒み続けたために、調査団が中国の武漢市にようやく調査に入れたのは２０２１年1月14日のことでした。その後、2月9日にＷＨＯと中国当局での共同記者会見が行われましたが、その内容は完全に中国寄りで、改めて、ＷＨＯと中国政府との癒着ぶりを示唆する結果となりました。この記者会見の際に、ＷＨＯは武漢ウイルス研究所からのコロナウイルス流出の可能性を否定しましたが、いかにも「うさんくさい」説明であることがわかります。

発表では「武漢ウイルス研究所から流出した可能性は極めて低い。今後、研究所の調査の必要はない」「武漢で採取された新型コロナウイルスの遺伝子配列は特定のコウモリの型とかなり類似している」などとしていますが、部分的に本当だから困ります。

このような中国に媚を売った姿勢は、WHOトップのテドロス氏の言動をみているとよくわかります。エチオピア出身のテドロス氏ですが、エチオピアは中国から少なからぬ融資を受けており、テドロス氏は「アフリカでもっとも中国に近い男」とも呼ばれています。エチオピアだけでなくアフリカの多くの諸国が、中国に牛耳られていることを耳にしたことがある人もいるのではないでしょうか。その結果、アフリカ一般市民は中国を毛嫌いしていると言われてきました。

そもそもWHOは国連（国際連合）にある組織の一つですが、国連が世界のために働いている、と考えること自体が間違いなのです。国連は第二次世界大戦戦勝国を中心につくられた組織であり、まさに先進国の利権の巣窟そのものなのです。実際問題として、世界の武器輸出の80%は国連常任理事国によるものということが明らかになっています。

2021年3月に、福島原発問題の総括として、「同事故による放射線被ばくに直接起因すると考えられる健康被害は報告されていない」という報告書を発表したのも、国連の科学委員会とＷＨＯでした。放射能の危険性については拙著「原発と放射能の真実」(キラジェンヌ刊)をお読みいただくしかありませんが、ちょっと調べれば誰でもウソだとわかるレベルです。彼らＷＨＯや国連は、決して我々市民の味方ではないのです。

●御用学者と呼ばれる人たちの正体

ひたすら新型コロナの危険性を唱えている学者やＰＣＲ検査信者が多い世の中ですが、そんなニセ情報を補強しているのが御用学者という存在です。再三お伝えしているように、体制の御用聞きのような御用詐欺学者は一人二人の話ではありません。ノーベル賞学者などはその最たるものでしょう。御用学者を定義するなら、「政府や権力者に迎合し、彼らにとって都合のいいことを唱える学者」といった存在です。情報を精査するためには、御用学者＝詐欺師をどうやって見抜くのかが、とても重要になってきます。

御用学者は権威あるものを紹介し、いかにも素晴らしいマニュアルであるかのように語ります。そして、ＰＣＲ検査は基本的にはすべてこのマニュアルに準拠している「はず」と述べたりします。

私はそういう御用学者とよくやり取りしてきましたが、彼らは一様に「はず」と言います。ともかく「はず」なのです。素晴らしい科学リテラシーであり、御用学者の定義から一歩も逸れていないわけです。大手メディアに登場する学者の唱えていることをよく観察してみると、ことごとくこのパターンを踏襲しているので、冷静に観察してみるといいでしょう。

当たり前の話ですが、御用詐欺学者にとっては、政府や権威が言うことは正しくなくてはなりません。批判したふりをしても極度に抑えるのがポイントで、反対意見はガン無視するのが基本です。そういう研究や論文は決して出さない、そもそも研究という行為に間違いがあることを指摘できないのです。もし、この世のあらゆる分野の権威ある論文が正しければ、もっと幸せな世界になっていることでしょう。

御用詐欺学者たちは他にも、「自説が正しいと思うのなら、実験して論文を書いて出してみればよい」という言葉を典型的によく使います。私もよくそのようなことを言われましたが、そのたびに基礎医学と背景と社会情勢からコテンパンに論破して、逆恨みされるという経験をしてきました。私のような医療の闇をみて仕事する者は、論文を出してもアクセプトされないことを知っています。そもそも今の科学がずれていると考えているので、今の科学に沿った論文作成自体、意味がないのですが。

医原病と薬害の世界で最も不都合な真実とは、世界の論文や研究そのものの考え方が、根底から狂っているということなのです。

真の科学とは事実や現実をしっかり見据えたうえで、狭量な科学論文や研究で素人をだますことなく、カネまみれの御用のウソを見抜きながら、摂理や本質を追求することです。私が専門とする医原病や薬害分野、東洋医学や物理医療の世界では、論文そのものの問題だけでなく、現在の科学の基本的な考え方、たとえば論文や論理構成に至るまでが詐欺まがいだと考えられます。

問題点を挙げれば、単一物質の素因論や二重盲検試験のウソ、比較試験のウソから統計研究自体のウソなど、キリがありません。これら現在の科学全般への批判は、観念論などとは異なります。

●世界政治の流れと新型コロナウイルスの関係

これまでパンデミック（実は、この思想自体が刷り込まれたウソなのですが）と呼ばれてきた感染症は、人類終末説によって人々の恐怖心を煽り、根本的な治療法がないかのように言われ続けてきました。

新型コロナも発生当初は、元々弱い人だけが感染すると死に至りやすいというだけの、それほど恐れるべきではないウイルスととらえられていました。私は今でもその通りだと思います。その後政治がここまで介入して、恐れるべき存在でもないのに、なぜ怖いウイルスに仕立て上げられたかを考えないといけません。

当初の中国の動きをみてもおかしなところがたくさんありました。過去のSARS対応へのまずさが非難されたことから、対外的な意味で都市を閉鎖したと推測されます。では真面目に中国が新型コロナ対応したのかというと決してそうではありませんでした。まず保健の専門家が責任者におらず、トップの責任感がまったくないか、逆に言えば、事態が深刻ではないと理解したうえで、このような人事を行っているようでした。しかも、中国は世界に先立ってコロナを終わらせてしまったのです。

皆さんがご存知のように、世界的に非難されていた習近平独裁体制でしたが、香港では国家安全維持法という法律の下、中国の完全支配が敷かれることとなりました。結果的に、このウイルスは中国の政治体制引き締めに利用されていますが、対岸の火事だと思わないことが重要です。新型コロナの事実だけをみれば中国は国家レベルで大して痛い目をみたとは言えません。むしろ上層部の思惑通りに進んでいます。

これまでのデータを積み上げたうえで、新型コロナ騒動について推察してみると、常にＷＨＯ、ＣＤＣ（米国疾病対策予防センター）、ＦＤＡ（米国食品医薬品局）、御用学者、そして製薬会社たち、そして中国の動きがあり、共産主義者たちの思惑があります。歴史はいつも変わっておらず、同じパターンで繰り返されていることがよくわかります。中国がＷＨＯに工作しているから悪いのではなく、たとえ、そんなことをされなくてもＷＨＯの本質は昔から変わらないのです。

こうした現実を見据えたとき、元々世界経済が歪みの極致にあったので、それを責任転嫁するためにコロナ恐慌に誘導しようとしていることが理解できるでしょう。一般レベルの人でも不思議に思ってきたことが多々あるはずです。なぜ飲食店やサロンのような店ばかり狙い撃ちするのだ？　なぜ政治家は危ないウイルスだと言っているのに、銀座に遊びに行っているのだ？　総理大臣でさえ複数人でステーキを食べに行ったじゃないか、なのになぜ市民は縛られなければならないのだと。つまり、政治家たちはこのウイルスが危険ではないと知っているのでしょう。では、なぜこれほど煽るのか？

これは結果ではなく目的なのです。恐怖で人を縛ればその目的を達成するのは簡単なことであり、これは政治学の基本です。陰謀云々以前に経済の中心、政治の中心、権力の中心にいる者たちにとっては絶対必要なことなのです。その目的は超管理主義、超共産主義、人類の肉体的、精神的意味でのロボット化だと推測されます。そのために、もっともらしい理屈で詐欺に誘導していくのです。

今後、ワクチン強制（もしくは半強制）接種化、種苗支配、水源地支配、機械化によるロボット化、警察軍隊による圧制、考える力を喪失させる、子どもの教育と能力を奪う、日本における他国の占領、が行われていくでしょう。すでに折り返し地点は過ぎましたが。

これらを誘発するためには弱毒型ウイルスでないといけませんでした。人工ウイルスでも自然ウイルスでもどちらでもよく、どんどん情報を捻じ曲げればよかっただけなのです。「人類にとって最も怖いウイルスとは、致死率が高いウイルスではなく、致死率は低いが高感染力があり、発症しない人や検査で偽陽性になる人が多く、また軽症の人が多いRNAウイルスである」という言説があります。重篤にみせかけて恐怖を煽るために、さまざまな作戦は織り込み済みだったと言えます。

第14章　なぜ新型コロナを煽り、ワクチン推奨をするのか

●世界目的とグレートリセットという思想

最後に、そもそもなぜこのような新型コロナウイルスやワクチン騒動が起きているのか、その背景と方向性について考えていきたいと思います。

世界的に新型コロナウイルスの影響で、経済活動のスローダウンを余儀なくされ、企業の倒産や飲食店の閉店も増え、閉塞ムードが漂っていたのに、株価はその間も順調に上昇傾向にありました。これは一体どういうことなのでしょうか。誰かが投資額を増やしていることに他なりません。

たとえば、街の飲食店は規模が小さいうえに、組合や協会、団体などまとまった組織がありません。そうした小規模事業者は今回の新型コロナウイルス騒動で弱体化させられ、骨抜きにされたところを、より資本力がある大企業がさらっていく。そして、大きなものにおカネが集

まるという構図ができていくでしょう。コロナを経て、明暗がくっきり分かれる結果となっています。

大企業の中でもわかりやすいのは、「GAFA（Google、Amazon、Facebook、Apple）」と呼ばれるIT系のグローバル企業群でしょう。この4社においては、コロナ以降、非常に業績が好調で、この騒ぎの中で巨額の売上を上げています。外出しないので買い物はネット通販ですし、人との交流はSNS、情報収集ももっぱらインターネット、インターネットに接続するための端末に触れている時間も圧倒的に増えています。

これらグローバルIT企業が資産家たちにとっての居城なのは有名な話ですし、彼らの利益に直結します。実際にCNNの2021年1月のニュースで、アメリカの富裕層の資産はコロナ禍で114兆円増えたと報道されていたのをご存知の人も多いでしょう。

「グレートリセット」という言葉自体は、2021年1月に掲げられた世界経済フォーラムの年次総会のテーマです。毎年1月に世界経済フォーラムがスイスのダボスで開催されます。

この「ダボス会議」は完全な招待制で、約2500名の選ばれた知識人やジャーナリスト、多国籍企業経営者や国際的な政治指導者などのトップリーダーが出席するので、注目を集めてきました。そこで言われる「グレートリセット」とは、表向きはコロナ禍で出てきた気づき、社会経済システム・働き方・生き方、それらすべてをリセットし、新しい世界をつくり出そうという内容です。

しかし前章で述べたように、実際には、コロナで市民に恐怖心を植え付け、一気に経済や今までの仕組みを破壊して、管理社会に変えてしまおうという思惑がみえ隠れするように感じるのは考えすぎでしょうか？　２０２０年から２０２１年にかけての社会の変化をみていると、私にはそのような意図があるように思えてなりません。

これらが繰り返されていくとどうなるでしょう。私は人類はより奴隷化され、盲目的に生きる中で、自分たちを助けてくれる疑似ヒーローを求め、原始化して目先に走るようになり、快楽だけを求めるようになると思います。その結果、それを管理し、支配する一部の者たちが喜ぶようになると思うのです。

●受け入れやすい陰謀論と突拍子もない陰謀論

ここまで新型コロナウイルスとワクチンの一連の騒動について考察してきましたが、背景にある思惑や優生思想、製薬メーカーとその投資家である財閥利権が世界中の政府を牛耳り、超管理社会をつくろうとしているのではという推論は、テレビや新聞の情報をそのまま信用している人にとっては、信じがたい部分もあるかもしれません。それでも「陰謀論」として、比較的受け入れやすいものではないかと思います。なぜならば、それは陰謀論でも何でもなく、実際に現実で起こっていることだからです。

この章では、それとは違う、現在世間に広まりつつあるうさんくさい陰謀論についてお伝えします。

「Qアノン」という言葉をご存知でしょうか。日本の新聞でも取り上げられましたが、これは「アメリカの極右勢力が提唱している」とされるもう一つの「陰謀論」で、SNSを通じて拡散しています。2017年に「Q」というハンドルネームで匿名に書かれた主張によって始まったもので、彼らの主張とは「世界は悪魔を崇拝していて、小児性愛を抱いた人たちによって支配されている」というものです。

その支配層には、アメリカ民主党の政治家や政府高官、リベラルな考え方の俳優などが多く存在していて、元トランプ政権を強く支持していました。彼らの主張には突拍子もない点が多く、まったく証明されていないことばかり。Qアノン信者が信じていることはYouTubeの動画ばかりで、アメリカの政治家たちや俳優たちはすべて殺されているか、つかまってグアンタナモ刑務所にいる、だの、悪魔崇拝の支配者層たちは若返りや老化防止の物質〝アドレノクロム〟を抽出するために、児童誘拐を行っているだの、と騒ぎを大きくしながらも、世界中に支持者を増やしています。

確かに、世界に小児性愛者がはびこったり、かつて西洋に悪魔崇拝の文化に幼児を生贄として差し出す儀式があったり、貴族が優生思想に浸ったりすることはあります。キリスト教の司祭が世界で最も性犯罪が多いとして報道されたこともあります。

それは確かな事実なのですが、それとこの「Qアノン」が正しいかは別モノです。そしてこの「Qアノンの信者たち」がワクチン反対の論調を潰しているのです。「Qアノン」は正直に言って情報弱者をさらに引っ掛けるためのエサであり、世界のワクチン批判の主張や科学的考察、管理主義思想への批判、マスクやPCR検査への批判などの信用性を貶めているだけだと思います。実際に世界の大メディアは、ワクチン不要論がでたらめであることの根拠としてQアノンを使っています。

Qアノンが神格化しているトランプは、現実としても色々問題を起こしてきましたし、メディアがウソつきであることとQアノンが真実であることはセットではないのです。

実はこれは世界を管理したい人々がいるとすれば、その作戦なのだということがわかるでしょうか。前述した「奴隷的で盲目的に生きる中で、自分たちを助けてくれる疑似ヒーローを求め」というところです。

まともな人なら目を覆いたくなるような、突拍子もない陰謀論はそれだけにとどまりません。新型コロナがおかしいと訴える人たちの中に、地球平面説というのを唱えている連中がいます。CNNやNewsweekでも話題になったことがあります。

ワクチン危険論や否定論が大きくなるにしたがって、地球平面説も少しずつ信じるものが出始めました。Qアノンが広がっていったこととも少し似ています。

ワクチン肯定派の御用学者のワクチン効果理論は確かにツッコミどころだらけです。しかし地球平面説を信じる人々もまた科学の初歩も考えずに、陰謀論の初歩さえも知らずに、信じ込みでこれらを肯定しています。まさにキリスト教原理主義と陰謀論者の奇妙な融合と言えるでしょう。地球が仮に丸でないとしても、進歩して地球四次元説くらいにしてほしいものです。

陰謀論を考察した本を書いたこともある私は、昨今の陰謀論者や地球平面説信者、スピリチュアリストなどを全批判しています。彼らの突拍子もない、歴史観もない陰謀論はただのオカルトであり、論理的な社会システム論になっていないからです。これらとワクチン否定をつなげるのは、まともな科学的批判の否定につながります。ワクチンを批判したり否定する人たちが、これに乗っかるのは止めていただきたいのです。

ワクチンを否定するときには科学的根拠をいくつも提示し、それに統計や研究を施すときの前提の問題（いわゆる科学のウソ問題）を加味して行わなければ意味がありません。ワクチンを否定したり危険視するなら、基礎医学と基礎免疫学を考慮したうえで否定できなければ意味がないということです。

これら地球平面説信者は陰謀論者だけでなく貧困層に多いのも特徴らしく、不満を吐き出すためにとにかく全部を否定するという風潮も特徴です。そんな主観的な主張をしていたら誰も本書に書いてあるようなことを信用しないのは当然であり、だから昨今の陰謀論は毒にしかならないのです。


Qアノンや地球平面説、加えて言うなら大麻信仰など主張する昨今の陰謀論者にはトランプ信者が多いのが特徴です。トランプ＝正義と情報弱者に錯覚させ、超富裕層は倒せるという甘い夢をみさせ、「原始化して目先に走るようになり、快楽だけを求めるようになる」という方向に誘導されているだけなのですが。

はっきり言ってしまえば、「こんな腐ったことをマジで信じてるアホどもが言うんだから、ワクチンが危ないとか効かないとかみんなウソだろ」、ということになるのです。これらを刷り込む手法は、自分が正義だと信じ込みたい情報弱者を騙す心理学的手法で、陰謀論史観で言えば、これらの手法（Qアノン、地球平面説、大麻信仰）こそ陰謀論で使われる典型的な手法なのです。

仮想敵、もしくは近い敵がいたとして、その敵の敵は同じ種類の人間に過ぎないのに、片方を悪と呼び片方を善と呼ぶようになります。そして、善を信じた人たちを正義という名のもとに、依存と洗脳に落とし込んでいきます。そして真実をうやむやに葬ってしまうのです。

ワクチン批判には必ず陰謀論がつきまといます。世間で常識とされていることに対する反論だからです。ただ、古くからの基本的陰謀論、古典的陰謀論は現実性があり示唆に富むものも多かったのですが、基本的古典的陰謀論者は、ネット情報に準拠する＝怪しげなネット情報やYouTube動画ばかり盲信するような愚か者ではありませんでした。

今、新型コロナ騒動の発生に伴い、にわか陰謀論者が大量発生し、そこからネットワークビジネスやスピリチュアルあたりに取り込む手法が大流行しています。

このような詐欺的陰謀論や詐欺的陰謀論者が増えたおかげで、大手メディアが報道できないまともな社会システム批判までがオカルト扱いされてしまうのは、非常に残念なことです。

本書は陰謀論の本ではないのでこれくらいにしておきますが、私が拙著「99％の人が知らないこの世界の秘密」（イースト・プレス刊）で示したように、一見反権力的にみえるQアノンや地球平面説信者や大麻信者、脳内お花畑のスピリチュアリストは権力者たちの手先であり、Qアノンが示す支離滅裂な陰謀論が情報の信憑性を貶めています。支配者たちの真の意味での暗躍は闇に紛れ、「彼ら」の思い通りになっていると言えるでしょう。

そのような理由から、テレビを信じてはいけないように陰謀論も簡単に信じるものではありません。陰謀論と言われる物の見方は実感と背景と根拠があってこそ、初めてそこに絶大な意味が生まれるのです。

●テレビや新聞でウソをたれ流し、煽る本当の理由

テレビや新聞で新型コロナが怖いと煽っているのには理由があり、繰り返しになりますが、「超監視社会」をつくるという一つの方向性ではないかと思います。なんとなく社会のおかしな雰囲気を感じている人もいるかもしれませんが、その先には、一部の少数の支配者と多くの貧民（私たち一般市民のことです）が横並びになる、共産主義的な世の中にしたいという目的

があるようにみえます。そのためには、多くの貧民が盲目的に一つのことを信じ、疑いを持たない状態をつくることが重要であり、自発的に考え行動してもらっては困るわけです。

しかし、なんとなくおかしさを感じているにもかかわらず、対策の矛盾に対して何も考えない人ばかりです。皆さんは改めて、これから述べる状況について考えていただけたらと思います。

飲食店のクラスター率は非常に低いことが多数のデータで示されているのに、なぜ飲食店ばかりに時短を押し付けるのでしょう？　なぜ酒の提供まで停止する必要があるのでしょう？新型コロナ対策と酒の提供は関係ないことくらい小学生でもわかります。

2021年4月からディズニーランドは2万人に入場者数を増やしました（4月20日より5000人に入場制限）。なぜクラスターの確率が高い場所として、もっと営業制限されないのでしょう？

政治家はなぜ夜の店に何度もでかけたのでしょう？　日本医師会会長はなぜ、政治資金パーティーに出たのでしょうか？　厚生労働省の職員の集団会食も問題になりましたが、彼らは新型コロナウイルスについての情報を、一般市民以上に持っていると思われます。それなのになぜ会食するのでしょう？

なぜ満員電車は制限されないのでしょう？　しかも2021年4月23日のニュースで小池都知事は、街灯を除きすべての灯りを消すとまで述べました。関係団体への説明として人の流れを抑制するためとなっていますが、今までやってきた対策がムダだからこそ、こんな結果になってしまったのです。その延長線上にあるこれらの対策は矛盾の極みであり、何の対策にもなっていません。ただ経済を完全に破壊し、社会を衰退させるためだけに行っているといって過言ではありません。世の政治家はみな頭がおかしくなってしまったのでしょうか。

監視社会という点で先行しているアメリカには、マイナンバーの強力版とも言える、ソーシャルセキュリティーナンバー（SSN）という制度があります。

私もアメリカに住んでいたことがあり、その際には、SSNを持っていましたが、これがないと実際に何もできません。運転免許証と同等の価値があるカードです。2020年11月の時点で、アメリカでは、新型コロナウイルスのワクチンを支給するにあたり、パスポート、運転免許証およびソーシャルセキュリティナンバーのいずれかの手段で、対象者を把握するという方針を打ち出しています。簡単に言えば、運転免許証にワクチンを受けたかどうかの情報が入るということです。ただし、これについては根強い反発もあって、現時点でも議論が続いています（2021年3月時点）。

デジタル化された超監視社会のための前段階として、人間の体に異物を入れておくことを常態化しようとしているのではないかとも考えられます。たとえば、この先、人体にチップを内蔵したり、極端な話、外部メモリも内蔵しようという話になるやもしれません。ご存知の人も多いと思いますが、すでに一部の国や軍隊ではそういう技術が使われています。そうした異物を入れることへの抵抗をなくすために、コロナワクチンを前哨戦として広めているのかもしれません。

●日本で現在進行していること

ビル・ゲイツ氏のTEDでのスピーチがきっかけで、白人至上主義の人たちが世界の人口を削減しようとしているという噂は尽きませんが、実際に世界の人口は減ってきませんでした。だから今までは「人工削減計画などただの陰謀論だ」で片づけてしまうのも当然でしたが、今回のワクチンは本当に人口削減に寄与するかもしれないくらい怖いものです。

特に2011年から日本は人口減少が著しく、世界のシンクタンクがこんなに減るはずはないと言っているくらいです。その原因は単に高齢化社会だから、という理由だけでは片づけられません。他の国も高齢化社会ですが、日本ほどは減っていません。2011年以降減少率が高まっているので、放射性物質の影響もあるでしょうし、さらに、行政的な国民の健康を損なうような政策も問題です。残留農薬の規制を緩和したり、遺伝子組み換え作物の輸入量も世界トップクラスです。日本は世界とまったく逆行することばかりをやってるのです。放射性物質の規制も海外に比べて緩和していますし、水道水の塩素濃度も世界で一番高い。ゲノム編集技術などもすべて受け入れてますし、国民の健康を悪化させる政策例は枚挙にいとまがありません。

そして、もう一つ見逃せないのが、国内の土地の所有権の問題です。今、中国系の企業が北海道や沖縄などの土地や不動産を買収しているというニュースをみたことがある方がいらっしゃるかもしれません。新型コロナの影響で経営難に陥り、土地や不動産を手放す人も出てきています。それを中国系の不動産会社が狙っているのです。新型コロナ騒動が起こる前の2019年の段階と比べて、東京の不動産会社における外資系企業の割合が急速に増えています。日本の不動産業界は、アパートやマンションの空き情報、物件情報などは全部データベースを共有されているので、それらの情報が外資系企業に筒抜けということです。

その結果、どんな日本になるのかぜひ想像してみてください。

●政府やマスメディアに洗脳されないために

ヨーロッパでは、新型コロナウイルスは詐欺であると考えた人々が集まり、各地で大規模なデモが開かれています。すでに「新型コロナは詐欺だろう」という認識が広がっています。ドイツでは新型コロナウイルスを証明した者に1億円以上の懸賞金がついたそうです。中国でもすっかりこの騒ぎは終わっていて、海外のニュースをみても、レジャー施設などでも誰もマスクはしていません。中国は工場停止の補償などが多すぎて対応しきれませんから経済も動かさざるを得ませんし、検査対象人数も多過ぎて徹底できないままに、自然に収束に向かっています。マスメディアの影響を受けやすい日本が、「新型コロナウイルスは怖い」のままで取り残されています。

なぜここまでしてテレビや新聞を使って新型コロナウイルスの脅威を広げ、経済を破壊し、超管理社会をつくろうとしているか、という可能性は考えてみたほうがよいでしょう。繰り返しますが、その先には、一部の少数の支配者が、多くの奴隷を治める共産主義的、帝国主義的な社会へ進んでいこうとしているのかもしれません。

私たちが今からでもできることは、まずはお上意識を捨てること。情報を疑うことです。私の情報も疑ってもらってかまいませんが、メディアの情報をまず疑ってもらえればと思います。そして新型コロナワクチンだけでなく、世界が根本的にどう狂っているのか、を実感してもらうことが何よりも大事だと私は思います。

このようなとらえ方を、ばかばかしいの一言で終わらせることも可能ですし、そのような人のほうが多いことは理解しています。私もこの推論が外れてくれることを祈っています。しかしこのままでは愚策による莫大な国の借金（今後私たちに大増税としてのしかかってきます）と危険なワクチンを強制されるような未来が、子どもたちに残されるだけです。この本を読んだ皆さんには、一度、客観的にこの社会のあまりの変容の仕方に目を向けてもらいたいのです。

第3部

【緊急特別対談】ロバート・ケネディ・ジュニア×内海 聡

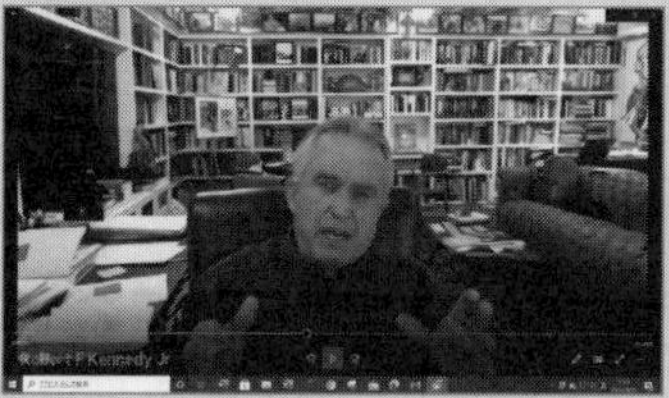

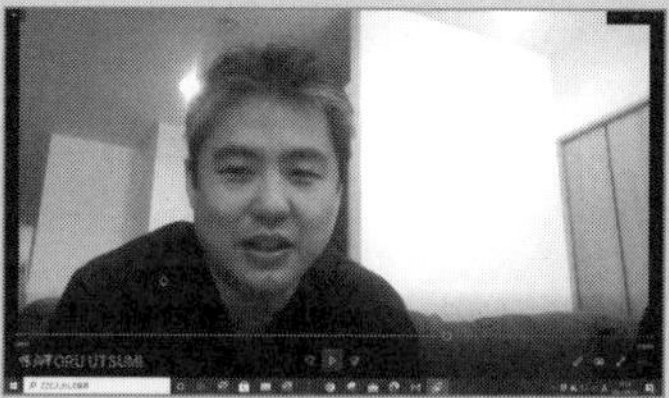

▼緊急特別対談

ロバート・ケネディ・ジュニア×内海 聡（2021年5月4日）

編集部：この対談は2021年5月4日、zoomを使用し、アメリカと日本を結んで行われました。故ジョン・F・ケネディ元大統領の甥にして、世界にワクチンの害などの情報を発信しているロバート・ケネディ・ジュニア氏からは、アメリカにおける新型コロナ騒動や新型コロナワクチン開発の実態、内海聡氏からは、医学的にみた新型コロナワクチンの問題点などを語ってもらいました。

●変えられてしまった米国の死亡診断書

内海●こんにちは。本日は、貴重な時間をありがとうございます。

改めて、今回、ロバート・ケネディ氏に対談をお受けいただいたことを、感謝します。

ケネディ●薬害についてお仕事されているとお聞きしていますが、素晴らしい仕事だと思います。

内海●ありがとうございます。それでは、さっそく対談に移らせていただきたいと思います。

ケネディ●はい、どうぞ。

内海●今回の内容は本に掲載される予定です。現在、世界中で新型コロナの騒動が起こっていますが、「これは明らかにおかしい」「まるで茶番だ」ということを情報として発信していくのがテーマです。

特に、現在、世界中で新型コロナワクチンがどんどん接種されていますが、その問題点を指摘しています。

まず、アメリカにおける現在のコロナに関する状況について、教えてください。

ケネディ●保健当局（ＣＤＣ）の情報そのものが混乱しているので、やはり、アメリカ本国でも混乱しています。

情報を操作することによって混乱を増幅させ、大衆の恐怖心を煽ろうとしているような状況が続いています。

イギリスのアストラゼネカ社では、ビル・ゲイツ財団が出資したモデリング的技術を使い

「ウイルスベクターワクチン」をつくっていますが、このワクチンはイギリスのニール・ファーガソン氏という学者がつくったものです。

ファーガソン氏は、おそらく人々を恐怖に陥れる目的で、コロナによって死ぬだろうと推定される人数を膨らませました。

米国ではパンデミックの1年目に220万人〜250万人が死ぬと推定されていました。（2年目を迎えた現在）CDC（米国疾病予防管理センター）が言っているのは、「1年後には、200万人がコロナで死ぬかもしれない」ということです。

CDCはPCR検査を使って、実際よりも感染者数を多くみせています。PCR検査は検査の仕組み上、たくさんの偽陽性者が出てしまうので、医学的診断の役には立ちません。そうやってPCR検査の結果を、人々を恐れさせるために意図的に使ったことはわかっています。

当局は、米国の死亡診断書の集計法も変えてしまいました。過去50年間の仕組みを反故にし、新型コロナウイルス関連死についてのみ要件を変えました。その結果、一度、コロナウイルスが陽性と出た人は、死因に「新型コロナウイルス」と書かれるようになりました。たとえ、陽性になって60日後に死亡した場合でも、交通事故死や溺死、心臓発作やがんで死んでも、同じように「コロナ死」と書かれてしまうのです。

ＣＤＣは、死亡診断書に「新型コロナウイルス」と書かれている人のうち、実際にコロナウイルスだけが死因と考えられる死者はわずか６％で、残り94％の人は他の原因で死んでいるという事実を認めています。つまり、94％の人はコロナ以外にも、糖尿病や過度の肥満、心臓病、がんなど、何らかの基礎疾患があり、そちらが主な原因で亡くなっているのです。さらに、この94％の人たちには、元々コロナ以外の基礎疾患数が平均で3.8もありました。つまり、この94％の人たちは、糖尿病や心臓病、肺疾患など命にかかわる病気に、すでにかかっていたのです。そのため、死因がコロナウイルスによるものなのか、それ以外の何か別の疾病によるものなのか、まったくわからないのです。

このように肝心なデータ上の数字が操作されることによって、より混乱が引き起こされてしまっています。

ワクチンの有効性についても、いろいろと問題点があります。まずは、ワクチンの臨床試験が非常に短期間で行われたということです。

通常、ワクチンの副作用として出てくる自己免疫疾患、発達障害、アレルギーなどの症状は、潜伏期間が長いので、充分に時間をかけないと検証できないのです。これらワクチンの副作用による疾病は、ワクチン接種後、45日とか90日とか、時間をかけなければみつからないことのほうが多いのです。実際には、最低でも、1年間くらいは経過観察をしなければ、正しい判断が下せません。

ところが、今回の新型コロナウイルスワクチン治験では、「フェーズⅠ」「フェーズⅡ」など早期の段階で試験期間を終了させてしまっているので、これらの症状が出てきません。

こういった問題を、当局にたずねてみたところ、「とりあえず、ワクチンを全国民に投与する。言うならば、大規模な人体実験だ。そして、もし、多数の接種者が副作用を起こしたら、即刻、投与を取り止めて、違うワクチンに変える心積りがある」と説明されました。

しかし、問題なのは、CDCが使用している「認証されたワクチンの副作用をモニタリングするシステム」が、正しく機能していないということです。

このモニタリングシステムは、Vaccine Adverse Event Reporting System（VAERS「ワクチン有害事象報告システム」）というシステムですが、副作用の1%未満しか集計できません。

実際に、ワクチンの副作用をどれだけ目の当たりにしても、システム上には表れないのです。そのため、ワクチン接種により、予防効果よりも薬害をもたらすことのほうが多いのか、正当なリスク評価ができません。誰にも実際の状況がわからないため、合理的な判断を下せないのです。これが、我々が懸念している一番の問題点です。

●ＮＩＨのサイトには「マスクには効果がない」と掲載されている

内海●まさに、私が書いたこの本の内容の多くを、ケネディ氏が証言してくれたことは非常に意味があると思います。

日本では、アメリカの状況についてはネットやニュースでしか見聞きできないのですが、州によって、かなり違いがあるように見受けられます。州によっては、ほとんどの人が新型コロナをさほど恐れずに、マスクもしないで野球観戦をしたり、外食しているような様子もうかがえます。一方で州によっては厳しい措置がされている場所もあるようです。

一体、アメリカ人の中で、どれくらいの人たちがケネディ氏の懸念しているような問題に気づいているのでしょうか？

ケネディ●残念ながら、とても少ないと思います。懐疑的に思っている人たちは、おそらく全体の30％くらいだと思います。ただ、彼らが科学的に問題を理解しているかどうかはわかりません。

何かがおかしいと感じている人たちは、「米国立アレルギー感染症研究所」所長のファウチ氏の言うことを信じていません。この「おかしい」という感覚は、米国の民主主義の根本的な考え方と大いに関係があります。人々は「参加民主主義」に慣れ親しんでいます。そのためのルールもあり、これはデュープロセス（参照：https://kotobank.jp/word/%E3%83%87%E3%83%A5%E3%83%BC%E3%83%97%E3%83%AD%E3%82%BB%E3%82%B9-335546）と呼ばれています。

政府が、米国市民のマスク着用を義務化する法律を成立させたかったら、まずは、法案をつくって一般公開し、「環境影響表明書」をもとに新法案の根拠を科学的に説明しなければなりません。その後にパブリックコメントの期間を設けて、市民からのコメントを募集し、政府がそれに回答しなければなりません。さらに公聴会を実施して、政府の専門家と、法案に反対する人たちが連れてきた専門家の意見を聞く必要があります。

ところが今回、マスク着用義務に関する法案が決定する際に、このような過程がまったくありませんでした。国民は、たった一人の医師、トニー・ファウチ氏の提案に従ったのです。ファウチ氏も、当初は「マスクは意味がない。無症状感染はない」と言っていたのに、約1カ月後には「考えが変わった。みんなマスクをしなさい」と意見を翻したのです。その様子をみていた多くの人たちは、「何で公聴会が開かれないのか、なぜ裏付けとなる科学的な説明がないいんだ」と疑問を呈しました。

米国国立衛生研究所（ＮＩＨ）のウェブサイトには、マスクについての研究がたくさん掲載されています。その論文のどれにも「マスクは呼吸器疾患を起こすウイルスの感染予防には効果がない」と記されており、この呼吸器疾患にはコロナウイルスも含まれます。

こういった過程を冷静にみてきた人たちは、「国民全員に、ロックダウンしろと言うのか？」と思いました。今回、新型コロナウイルスのパンデミック（世界的大流行）が起こるまで、（アメリカ合衆国において）ロックダウンが行われたことはありませんでした。そのため、誰もロックダウンを経験したことがありません。

本来、ロックダウンというのは、感染症のパンデミックに際して、病弱な人や実際に感染症にかかっている人たちを隔離するべきものなのです。疾病を発症した人や、感染症リスクの高い脆弱な人を隔離すべきで、健康な人を閉じ込めたりするものではありません。

そして、今回の大規模なロックダウンで亡くなった人たちが、どれくらいいるかということを考えると、おそらく、コロナが原因で亡くなった人よりも、ロックダウンが原因で亡くなっている人のほうが多いのです。たとえば、介護施設でクラスターが発生すれば、コロナに感染して亡くなるよりも、孤立した高齢者が孤独死するリスクのほうが高いでしょう。

1980年代から続いている調査で、失業率が1ポイント増えると、37000人の死者が増えることがわかっています。失業率が上がると、自殺、心臓発作、ストレス関連死が増えます。失業率が1ポイント上がると刑務所へ行く人が4000人、精神病院に入る人が3300人増えます。（参照：http://sai001.com/robert-kennedy-jr/）

これらの問題を考慮していくと、ロックダウンというのはまったく割に合わないのです。自殺、アルコール中毒、孤独、うつ病などの問題がロックダウンによって引き起こされ、それによって亡くなる人たちが、どんどん増えています。

こういった問題についてファウチ氏に尋ねても、「その分野は専門外なので、わかりません」と繰り返すばかりです。しかし、「全米をロックダウンしろ」と言ったのはそのファウチ氏なのです。コロナウイルスよりもロックダウンによって死ぬ人が多いかもしれないということをまったく考慮せずに、ただ「ロックダウンしろ」と言ったのです。

●米国政府はワクチンによる副作用死の正確な数字を出さない

内海●ありがとうございます。実は、日本も同じような状況下にあって、最初の頃は、「日本には、「感染者数が少ない」と言われていたのが、「最近は、どんどん感染者数が増えてきている」と煽られています。しかし実際には感染者数が増えてきたというより、ＰＣＲの検査数を無駄に増やしているのが現状で、ほとんどは無症状感染であり、コロナというのは普通のウイルスより弱いくらいで、死亡者数も明らかにおかしいのに、マスメディアは必要以上に人々の恐怖心を煽っています。

大半の日本人はあまり科学的に考えることはなく、「右にならえ」とばかりマスクを着用したり、ワクチンを待ち望んでいる人ばかりです。

アメリカでは、すでに全人口の30％くらいがワクチンを接種したというふうに報道されています。そのワクチン接種による被害というのは、なかなか表に出てこないと思いますが、ケネディ氏は、今回のワクチン接種による被害や薬害は一体どれくらい出ているとお考えでしょうか？

ケネディ●ＶＡＥＲＳ（ワクチン有害事象報告システム）によると、５０００人ほどの方がワクチンの副作用で亡くなっており、20万人に副作用があったようです。しかしＶＡＥＲＳでは全体の１％しか追跡できていないので、実際の被害者数はこの１００倍くらいはいるかもしれません。

実際に、ワクチンを接種したことにより、アナフィラキシーなどの深刻なアレルギー症状が起きたり、自己免疫疾患が悪化したり、血栓ができたりといった症状がたくさん報告されています。さらに、脳卒中や心筋梗塞など（ワクチンの副作用だとイメージしづらい）不思議な症状も出ています。

また、ワクチンを接種した直後に亡くなる人もいますが、政府が正しい数字を出してくれず、実際の被害者数がわからないので、そこが一番の問題だと思っています。

本来は、ワクチン接種直後に亡くなった方々の統計をきちんと取って、調査を進めていかなければならないのです。そうすれば、そのデータをもとに、冷静な判断ができるでしょう。

通常の状況下では、75～85歳の高齢者は、1年につき、人口10万人あたり12人くらいが亡くなります。ちなみに、この数字は過去30～40年分のデータの蓄積をもとに算出されています。

たとえば、ワクチン接種の翌日に50人の方が亡くなるといったデータがあったとします。その際に、モデルナ社製ワクチンでは50人が亡くなって、ファイザー社製ワクチンでは15人が亡くなったというデータがあれば、高齢者に「モデルナ社はやめて、もっと安全なファイザー社のワクチンを打つほうが望ましい」というようなアドバイスができます。

しかし、実際の数字が出てこないので、そのような事実確認ができないのです。そういうデータは収集されていないし、政府も公表する気がありません。

少なくとも、コロナというのは高齢者のほうが影響を受けやすいということはわかっています。新型コロナウイルス感染症は、高齢の方ほど深刻な病状になりやすいようだ、ということです。具体的には、子どもの１２００倍ほど、コロナで亡くなる確率が高いのです。だからこそ、70～80代の人がワクチン接種をすることは理にかないます。

他には、糖尿病や成人病などの死亡因子がある人にワクチンを接種させることは意味があるでしょうが、子どもたちにワクチンを接種させる意味はないと思っています。

また、若い人たち、健康な人ほどワクチンに対する反応が大きいのですが、実際に、若い人たちがコロナにかかって死ぬ確率というのは、普通の風邪やインフルエンザで亡くなる確率と変わらず、季節性インフルエンザで死ぬ確率よりもずっと低いのです。おそらく、低年齢の子どもの死亡率というのは０・０００３％くらいではないでしょうか。それくらい若い人というのはコロナ感染による死亡率が低いのです。

実際に、米国・モデルナ社製ワクチン「フェーズⅠ」の臨床試験では、ワクチンを二回目に接種した若い人が副作用を起こした割合は１００％でした。さらに、治験で最高用量を投与されたグループの21％は入院、もしくは医療介入が必要なほどの副作用がありました。ちなみに、低用量グループでも6％ほどが重大な副作用を引き起こしました。これはワクチンの治験では、かなり高い数字です。このように非常に激しい反応を引き起こすような医薬品を、死亡率が低い子どもや若い人たちに接種させる必要があるのかが大きな疑問です。

●ワクチン接種したアフリカの子どもの死亡率は上がる

内海●詳しい解説をありがとうございます。ワクチンの副作用による被害者の人数は、なかなか推測できないというお話でしたが、実際に、モニタリングシステムでは1％くらいしか抽出できていないようなので、たくさんの人が副作用で苦しんでいると認識しています。

ケネディ氏もご存知のように、今回の新型コロナワクチンは、mRNAワクチンとかウイルスベクター・ワクチンといって、新しい技術が使われています。ワクチンの治験をきちんとやっていないことも大きな問題なのですが、私自身、長年、ワクチンに関してさまざまな論文や研究結果を紹介してきたなかで、それらのワクチンに関しても効果がみられないという研究結果がたくさんあります。

これは免疫の基礎というとても重要な問題にも繋がるのですが、免疫学の観点から考えても、さまざまな独立系機関の研究を考慮しても、ワクチンに感染症を予防する効果があるとは私には思えません。

そこで聞いてみたいのですが、今回の新型コロナワクチンは、実際に効果があるのか、また、新型コロナウイルス感染症を防いでくれるのかといったことについて、ケネディ氏はどのようにお考えでしょうか？

ケネディ●正直、正しいデータがないので、私にもわからないのです。他のワクチンの話をすれば、はしかのワクチンというのは、はしかを予防するために使われています。

たとえば、三種混合（ジフテリア、百日咳、破傷風）を予防すると言われているＤＰＴワクチンは、世界中で一番使われています。アメリカでは、このＤＰＴワクチンを１９８０年から使っています。

ＮＩＨ（アメリカ国立衛生研究所）とＵＣＬＡ（カリフォルニア大学ロサンジェルス校）が秘密裏に行った研究で、３００人に一人の子どもがそのＤＰＴワクチンによって死亡、もしくは、脳に重大な損傷が残っているという研究結果が報告されています。そのため、製薬会社が多数のワクチン被害者から訴訟を起こされて、1ドルの売り上げに対して、20ドルの損失が出るような状況になりました。これを受けて、製薬会社はワクチンの製造を中止すると議会に通告し、レーガン大統領が「ワクチン法」を施行して、それ以上、製薬会社が責任を問われないようにしました。このようにあまりにも被害規模が大きかったために、米国とヨーロッパではこのＤＰＴワクチンの接種が中止されました。

それでも、製薬会社はこのワクチンの製造を続けており、ビル・ゲイツ財団とＷＨＯ（世界保健機関）が、毎年、アフリカで１億６１００万人の子どもたちに、ＤＰＴワクチンを接種させています。

２０１７年、アフリカへのワクチン提供に協力を求められたデンマーク政府は、「１年に２１００万人がワクチンで命を救われていると言うが、実際に調査なんてしてないじゃないか」と問い質しました。

ワクチン自体の有効性はわかっています。ワクチンを打てば、ジフテリア、百日咳、破傷風は予防できます。しかし、はたして、子どもの死亡率は改善するのでしょうか。ワクチンを受けた子どものほうが長生きできるのでしょうか。実際に、ワクチンを受けていない子どもと比較して、どうなっているのでしょうか？

デンマーク政府は、１９０２年に政府が設立した「Statens Serum Institut」という研究所と組んで、アフリカの子ども、特に西アフリカの子どもたちへのワクチンの影響について、20

年間ほどの記録を使って調査しています。

その結果、ワクチンを受けた子どもは、ワクチンを受けていない子どもたちよりも、10倍死亡率が高かったことが判明しています。

たとえば、ＤＰＴワクチンを接種して、ジフテリア、破傷風、百日咳にかからなくなったとしても、逆に、免疫が壊されて、住血吸虫症、貧血症、マラリア、肺炎、上気道炎、敗血症、といった他の病気にかかってしまうことになります。そういった病気で亡くなった子どもたちは、全員、ＤＴＰワクチンを接種した子どもばかりでした。だからこそ、長期的にデータを集めて、ワクチンに関連する病気だけではなく、その他の病気にかかっていないかを調査していく必要があります。しかし、ワクチンを接種した子どもが、ワクチンを接種していない子どもと比べて、実際に、より長生きで健康に暮らしているのか、といった調査はされていないのです。

私のＷｅｂサイトには、そういったワクチンの接種・非接種の比較について約60本の論文が掲載されているので、そのデータを見て活用していただきたいです。（ロバート・ケネディ・Ｊｒ ｗｅｂサイト：http://childrenshealthdefense.org)

実際に、ワクチンを接種した子どものほうが、さまざまな問題が起きやすいことを、耳感染症、神経発達障害、自己免疫疾患、アレルギー、療育の必要、救急外来の利用率などの指標を使って説明しています。実際に、ワクチンを受けた子どものほうが不健康になる可能性が高いのです。中には、日本の素晴らしい調査結果もあります。

風疹や麻疹（はしか）、ムンプス（おたふく風邪）のワクチン接種を受けた子どもの中で、三種混合（風疹、おたふく風邪、麻疹）を受けた子どもと一種のみを受けた子ども、そして、ワクチンを打たなかった子どもを比較すると、明らかに、このようにこれらの病気にかかって獲得免疫を付けた子ども、つまりワクチンを打たなかった子どもたちが、健康で、10～15年寿命が長いという研究結果もあります。

何らかの病気を予防するためのワクチンを接種して、特定の病気に対する免疫が付くかどうかというデータよりも、ワクチン接種によってより健康的な人生を送れているのかという調査結果の載ったデータをみることをお薦めします。

●有効率90％は数字のごまかしである

内海●ありがとうございます。私からの意見も少し言わせてもらいます。

ケネディ氏が今話してくださったことは非常にわかりやすいです、実際、ワクチンを接種することによって、別の問題や別の病気を引き起こすと言われていますよね。私自身は、これまでのワクチンも含めて、今回の新型コロナワクチンにも感染を防ぐ効果はないのではないかと推測しています。

薬害や医療によって引き起こされる医原病という観点からみると、一次的なデータや数字をそのまま信用することは、とてもできません。その場合、さまざまな背景因子などを考慮する必要がありますが、たとえば、世界中でさまざまな感染症が減ってきたのは、ワクチンのおかげというよりは、環境整備やインフラの徹底、救急医療の発展、栄養状態の改善などといったさまざまなプラスの因子によるもので、統計上の数字だけでは判断できないと思っています。

それだけでなく、免疫学的な問題から言っても、いわゆる不活化のワクチンというのは、半分死んでいる

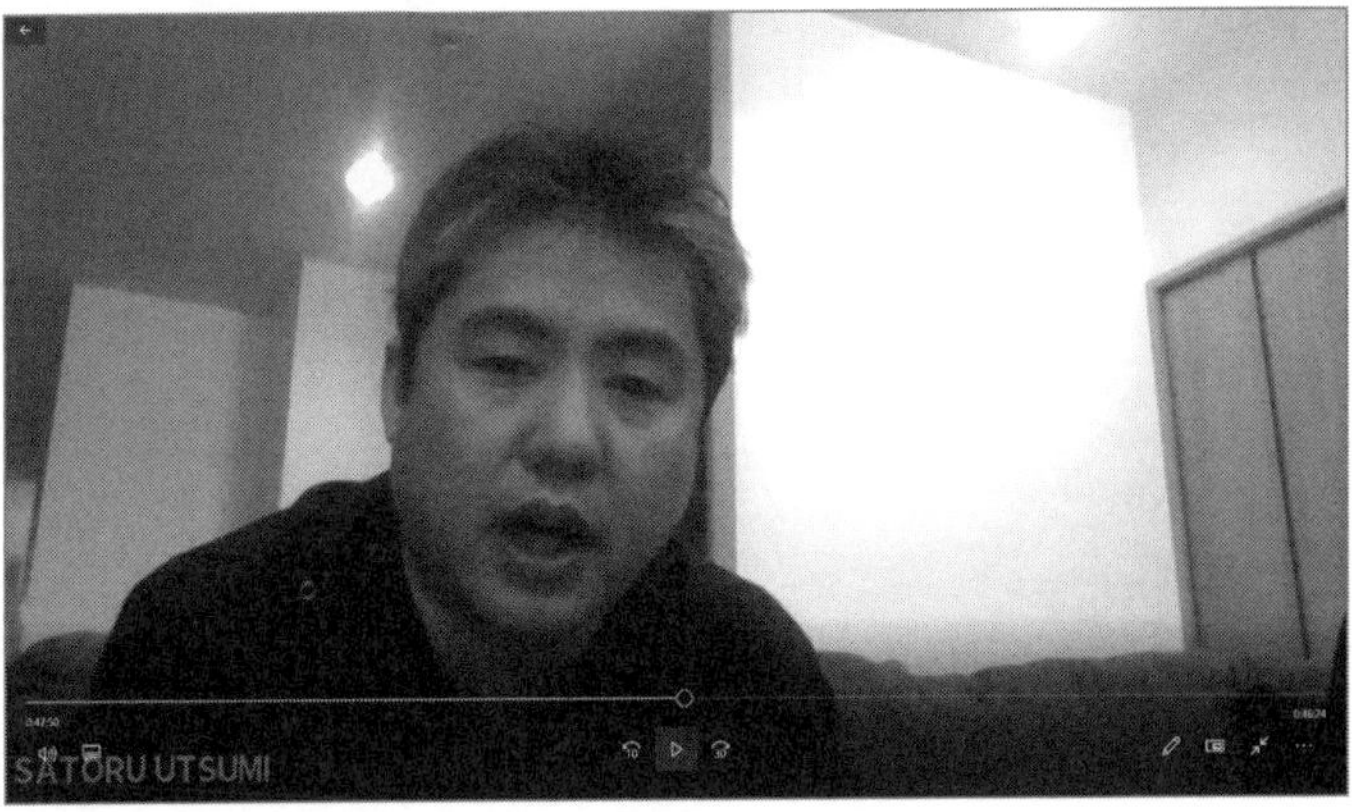

ようなウイルスを体内に注入するということで、これで本当に人類にとって必要な免疫力が付くとはとても思えません。ワクチン接種したにもかかわらず、その病気にかかっていることもよく見受けられます。そもそも免疫とは、真の意味で生きたウイルスが粘膜を介して免疫細胞に認知され、そこから細胞内の情報伝達がなされることで獲得されるものです。外から注射を打って粘膜を介さずに体内に入っても、免疫を獲得できるわけがないのです。

そして、今回の新型コロナワクチンは、mRNAワクチンというものを中心に販売されていますが、これはスパイクたんぱくを身体の中に形成するようなワクチンです。このスパイクたんぱくを身体の中に形成することや、遺伝子を組み替えていくこと自体も問題なのですが、そもそも、免疫学的に言っても、スパイクたんぱくのみを身体の中でつくり出してみたところで、それは半分死んでいるようなウイルスのさらに断片にしか過ぎないわけですから、本当にウイルスに対して免疫を獲得できるとはとても思えません。

アメリカ人やアメリカ政府の人の中でも、事情を知っている人たちは、ワクチンにそのような効果があるといった判断を本当に下しているのでしょうか。そもそも、このワクチンに効果があるかどうかを誰も考慮しようとしないのか、ぜひ、お聞きしたいと思います。

ケネディ●多くの人が、今回のワクチンには効果があると信じています。実際に、ファウチ氏が何を信じているかはわかりませんが、医学雑誌「British Medical Journal（ＢＭＪ）」の共同編集者であるPeter Doshi氏が、相対リスクと絶対リスクの違いについてうまく説明してくれています。

多くの人は、「ワクチンには90％の有効性がある」と聞くと、「10人のうち９人はその病気にかからない」と理解してしまいますが、そういうことではありません。Ｄｏｓｈｉ氏は相対的なリスクの削減は19％にしかならないと説明しています。（参照：https://www.corvelva.it/ja/approfondimenti/notizie/covid19/peter-doshi-i-vaccini-pfizer-e-moderna-efficaci-al-95-necessitiamo-di-maggior-dettagli-e-dei-dati-grezzi.html）

つまり、今回のコロナワクチンの有効性というのは、単なる数字上の操作によるもので、モンキービジネスに過ぎないのです。

遺伝子組み換え技術を使ったワクチンによって、抗体や免疫に関して、どれほどの問題が出てくるのか誰にも判断できないのです。

過去に、ワクチンを動物実験で試してみたところ、反応は悪くなかったのです。ところが、実際に、動物をウイルスに感染させてみたところ、これらの動物には抗体依存性感染増強（ＡＤＥ）が起きて、死んでしまいました。そのため、今回のコロナウイルスワクチン接種の際にも、同じような問題が起きるのではないかと懸念しています。（参照：http://sai001.com/robert-kennedy-jr）（参照：https://www.nobuokakai.ecnet.jp/nakagawa222.pdf）

今回のコロナワクチンでは、長期的な動物実験や臨床実験を行っていないので、たとえば、今日ワクチンを打つことによって、1年後にコロナにかかった際に、激しい反応を引き起こす可能性があるということを心配している人はいると思います。

●製薬会社の言うことをうのみにしているバイデン大統領

内海●ありがとうございます。さらに、話を進めていきたいと思います。

先ほど、ファウチ氏の話が出てきましたけれど、ファウチ氏以外にも、ケネディ氏には大勢の著名な方々や元大統領とも交友関係があると伺っています。

そこで、トランプ元大統領とバイデン大統領、それと、ビル・ゲイツ氏について、ちょっと聞かせていただきたいです。

ケネディ●ああ、トランプ元大統領は特に友人というわけではないですよ（笑）。

内海●そうなんですね（笑）。トランプ元大統領とは、以前、交渉されたことがあると思いますが、トランプ元大統領もニュースでは、ワクチンを推奨していました。ただ、トランプ氏は「コロナの数字は嘘だ」とか、あまり大衆の恐怖心を煽っていなかったようにも思います。

一方で、バイデン大統領は、すごく恐怖を煽っているようにみえますし、すべてを監視下に置くような世界に持っていきたいように見受けられます。

そこで、質問ですが、この二人の大統領に関して、ケネディ氏はどのような印象を持っておられるのか、お聞かせください。

ケネディ●私自身は、新型コロナウイルスパンデミックについて、トランプ元大統領がいい仕事をしたとは思っていません。トランプ氏はファウチ氏と「ワープ・スピード作戦」を打ち立てて、480億ドルもの大金をワクチン開発につぎ込み、医療ケアとOTC薬の開発にはまったく出資しませんでした。（参照：https://wired.jp/membership/2021/01/08/the-nihs-top-vaccine-maker-wants-warp-speed-to-be-the-new-normal/）

たとえ、コロナにかかっても、有効な初期医療を受けられなくしたのもトランプ氏です。コロナの治療には、イベルメクチンとヒドロキシクロロキン、亜鉛を感染初期に投与すれば有効性があるとわかっています。もし、この医療を施されていれば、今入院している人たちの80%はそこまで重症化はしなかったはずなのです。

トランプ氏はファウチ氏とレッドフィールド氏（２０１８～２０２１年のＣＤＣ所長、過去にＨＩＶワクチン研究で事実を歪曲した嫌疑がかけられた）の言うことをうのみにして、バイデン氏は、そういったトランプ氏の話をすべて信じています。バイデン氏は悪い人ではありませんが、ファウチ氏らのプロパガンダを信じていて、それに従って動いているのだと思います。

ちょっと、ここでみてほしい資料があるのですが、これは先ほど紹介した日本のヤスヒコ・クボタ氏のはしかの調査データになります。

まず、こちらの黒い線が感染症にかかっていない人の平均寿命を表しています。

はしかの死亡率のグラフを見てみると、はしかの予防接種が始まる前に、すでに、死亡率が低減している

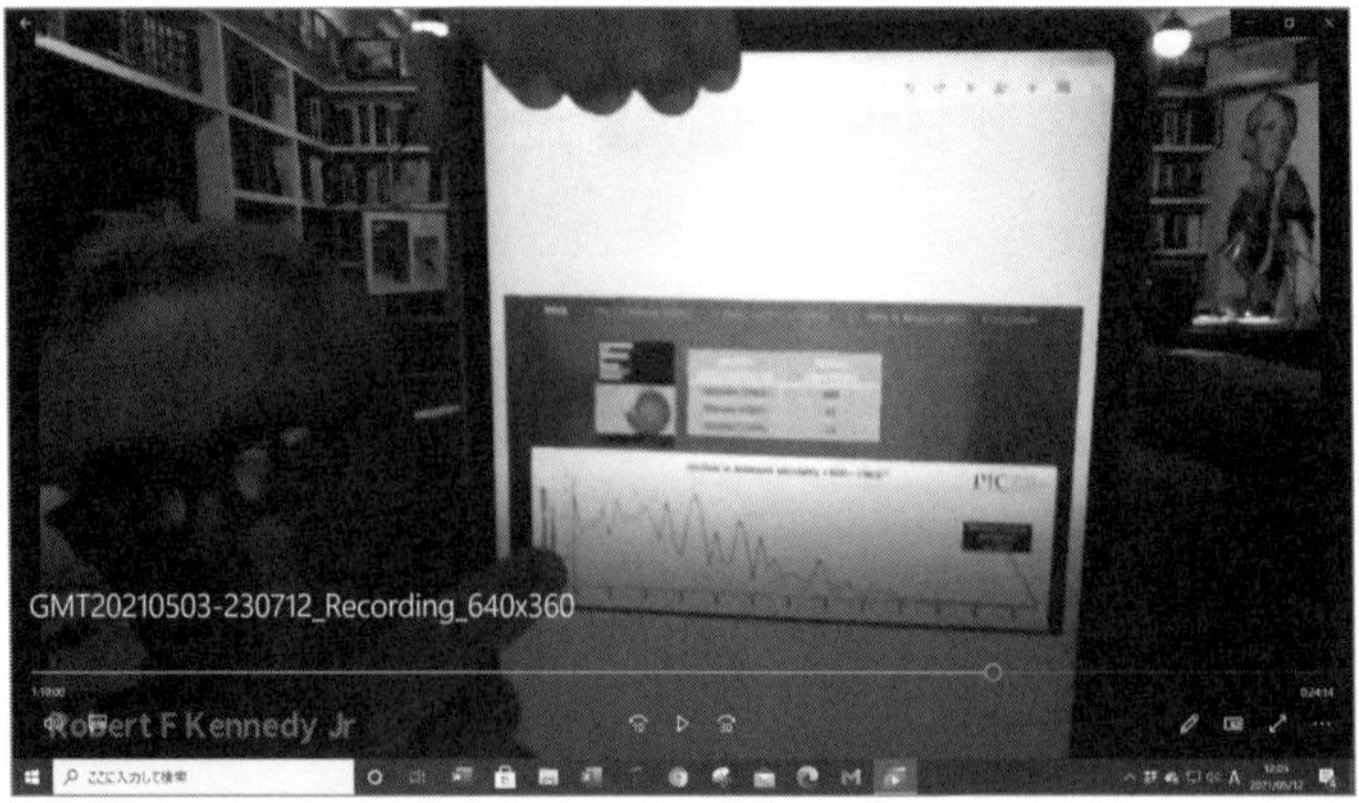

のがわかります。つまり、予防接種を打つ前に死亡率が減っているのです。（P103グラフ参照）

内海●死亡率が減ったのは、実はワクチンのおかげではなく、それ以前から減ってきているということですね。結局、死亡率が減ったのは、別の要因だったということです。

ケネディ●はしかは誰でもかかり得る病気ですが、はたして、はしかで死ぬ確率はどれくらいでしょうか。

他の調査でも、子ども時代にはしかにかかると、大きくなってからホジキンリンパ腫、子宮がん、心臓病、アトピー性疾患にかかりにくくなることがわかっています。

はしかにかかるのはいいことですが、誰でもはしかで死にたくはないでしょう。1900年前後には、はしかで年間10万人が死んでいましたが、1963年の死亡者数は、栄養失調状態の黒人の子どもで年に400名ほどです。

つまり、健康な人は、はしかにかかっても死なないのです。飢餓状態にあってビタミンD、Aが不足している人が死ぬ病気なのです。（参照：https://www.mhlw.go.jp/shingi/2002/12/s1213-5g.html）

ですから、はしかというのは、できれば子どもの頃にかかっておきたい病気です。我が家では11人兄弟が一斉にはしかにかかりました。みんなで1週間、学校を休んで、家でテレビを見ながら楽しく過ごしました。そして、母親がつくってくれたチキンスープ（訳注：米国で病気になると飲む）を飲んで、すっかり元気になりました。

内海●そのデータと同じようなデータが、僕が書いたこの本にも載っていますが、とても参考になります。ありがとうございます。

ところで、ケネディ氏は現大統領であるバイデン大統領に関して、どのようにとらえていますか？

ケネディ●バイデン氏は完全に通説を信じ切っています。そして、カルテルで結び付いているいくつかの製薬会社と、ビル・ゲイツ氏の言うことを頭から信じています。

ロックダウン、ソーシャルディスタンス、マスクは有効で、ワクチンが究極の解決になると信じているのです。

もしかしたら、本当に、ワクチンには効果があるのかもしれません。もし、そうだとしても、これから先もずっと、6カ月ごとにワクチンを接種し続ける必要があるとか、変異型が出る度に、新しいワクチンを接種する必要が出てくる可能性があります。

インフルエンザの場合、罹患して獲得免疫ができれば、すべての型に有効です。免疫力さえあれば、すべてのインフルエンザに効きますよね。ところが、ワクチンだと一種類か二種類しか効かないうえに、有効な期間も短いのです。

もし、一度インフルエンザになれば、すべてのインフルエンザに一生効果のある免疫を獲得することができます。

だから、子どもの頃にコロナに感染したら、生涯、コロナにかからない身体になるかもしれないですよね。

内海●獲得免疫というやつですよね。

ケネディ●だから、若いときに、病気に感染させて免疫を獲得するのがいいのか、ワクチンを打つのがいいのか、どちらがいいのか、今のところは何とも言えないのです。

内海●まあ、私としては、ワクチンを打たないで、免疫を獲得させたほうがいいとは思いますけれどね。

そろそろ締めくくりに入りたいと思うのですが、私は日本の医師免許を持っていて、医原病や薬害の専門家として、さまざまな問題を日本国内で指摘して、たくさんの本を書いたり、動画で発信したり、講演会を開催してきたりしました。

精神薬も鎮痛薬も抗がん剤も、普通の薬も検査のやり過ぎも、いろいろと問題があると思っているのですが、その中でも、私にとってワクチンというのは特別な存在なのです。その理由は、私には娘が一人いるのですが、この子が生後10か月くらいまでワクチンを接種させてしまったことで、そのことを今でも後悔しているからです。今のところ、娘には健康上に大きな問題はないのですが、ワクチンについて調べていくうちに、ワクチンを受けさせたことを後悔するようになりました。それが、今私がやっていることの大きな動機なのですが、改めて、ケネディ氏に質問があります。

ケネディ氏は、いわゆる、アメリカの名門の出ですが、そういった立場にありながら、政治など体制側に対して批判的なことを発信されていますよね。「長いものに巻かれろ」の精神で、体制側に迎合してもよかったのに、どうして、このような反体制的な発信をされているのか、そのモチベーションについて、ぜひ、教えてください。

ケネディ●私が子どもの頃、父（故ロバート・ケネディ元米国司法長官）がアンネ・フランクの本を読み聞かせてくれました。アンネはユダヤ人の女の子で、ヒトラー政権下において、彼らから逃れるために屋根裏部屋に隠れていました。

そのときに、父が私たち兄弟に向かって、「君たちは、アンネのように隠れている人をみつけたときに、彼らを守ってあげるのか。あるいは、隠れていることを密告しようとするのか、どちらを選択するのか?」と聞いてきたので、「僕は、そういう人たちがいたら、自分の屋根裏部屋に隠してあげる」と答えたのです。

実際に、体制側に迎合するのか、自分一人でも闘うのか、一人一人が心に決めなければならないのです。この子どもの頃の体験が、体制側に批判的な考え方を生み出したのだと思っています。

父はまた「権力を持つ人は常に嘘をつく」とも言いました。「自分の国を支え、敬意を持たないといけないが、支配者は嘘をつくことを忘れるな。お題目をうのみにしないで、何についても常に疑問を持たないといけない」とも教えてくれました。

この父のアドバイスが私の原動力になっていて、私は疑問に思ったことは何でも自分で確かめるようにしています。

人生というのは、少し大きめのコートのようなもので、「間違っている」と気づいたら、そのコートを脱ぎすてて他の所に行かなければならないのです。

内海●私はあえて宗教的に言うのなら仏教徒になると思うのですが、同じようなことをよく教えられています。ケネディ氏はクリスチャンになるとも思うのですが、今の話をお聞きして、宗教や人種が異なっても、同じような考えには至れるのだなということに感激しました。

ケネディ●私も、日本であなたが素晴らしい活動をして、人々に大切な知識を広めていることを称えます。

●日本政府にかかるであろう巨大製薬会社の強烈な圧力

内海●最後に、ケネディ氏にお願いがあります。日本の読者、もっと言えば、日本人全員に対して、ぜひ、ケネディ氏からのメッセージをいただけたらと思っています。今の思いの丈をぜひ、お願いします。

ケネディ●政府や権力者、軍隊というのはパンデミックを好みますが、それは戦争と同じ理由で、好きなように社会を支配できるようになるからです。さらに、人々の権利を蹂躙し、小市民の力を取り上げ、すでに大金持ちである人々に富を集中させるシステムがつくれるからです。

ですから私たちは、権利を奪おうとする者たちと死に物狂いで闘わなければなりません。

日本は、世界中で一番、健康な国民であるということを、世界中から評価されています。アメリカでは、義務教育が終わるまでに72種類のワクチンを受けなければならないのに、先進国の中でも死亡率が高く、ワクチンによって、アメリカ人はむしろ不健康になっているのです。

さらに、先進国の中でも健康に関する指数（子どもの死亡率など）が79位と最低です。ワクチンによって、アメリカ人の健康が守られるはずなのに、まったく、逆の結果になってしまっています。

一方で、日本人がなぜこんなに健康なのかと言えば、人々がワクチン接種に懐疑的で、定期接種のワクチン数が少ないからだと思います。

たしかに、日本でもワクチン接種はある程度、義務化されていますが、製薬会社にとって日本は怒りの種です。日本がワクチンから自由でいられることが許せないのです。

おそらく、これから日本に対して、新型コロナワクチンを使わせるように、製薬会社は日本政府にあらゆる圧力をかけてくると思います。

たくさん薬を飲んでも健康にはならないということは、あなたもよくご存じでしょう。

現在、アメリカでの死因で一番は医薬品や麻薬などの薬害なのです。それはがんや心臓発作で亡くなる人よりも多く、毎年、何十万人という方が亡くなっています。しかもカウントされていない人もいることが推測されます。

たくさん医薬品を使えば健康になれるわけではなく、逆効果になる可能性が高いのです。しかし残念ながら製薬会社は今後、日本にもっと圧力をかけて、コロナワクチンだけではなく、すべてのワクチンを使うように強制してくるでしょう。

内海●私も微力ながら頑張っていきたいので、よろしくお願いします。本日は、貴重なお話を本当にありがとうございました。

ケネディ●こちらこそ、ありがとうございました。

ロバート・F・ケネディ・ジュニア氏略歴

ロバート・F・ケネディ・ジュニア氏は、1954年1月17日、ワシントンD.C.生まれ。環境活動家、弁護士、反ワクチン運動家、作家として世界的に活躍している。実父は、第35代アメリカ合衆国大統領を務めた故ジョン・F・ケネディ氏実弟のロバート・ケネディ氏。ロバート氏は兄の任命により、同政権の司法長官を務めたが、1968年の民主党大統領候補指名選挙キャンペーン中に暗殺された。

●対談コーディネート：石井希尚

おわりに

さて、新型コロナワクチンの正体について知って、どのような感想を持たれたでしょうか。新型コロナという茶番においては多くの人が、新生活様式だのニューノーマルだの、さまざまな詐欺用語を使って人々の不安を煽り、捏造を広げてきました。それに伴い皆さんの中でも、仕事の仕方や生活の仕方を変えた人がいるかもしれません。しかし一番変わってしまったのは人間関係ではないかと思うのです。

ソーシャルディスタンスという基礎医学を無視した詐欺用語がこれまた流行り、それは家庭の中にまで影響をもたらしました。挙句の果てには、感染対策が「一人で部屋にこもること」とまで言う詐欺師が出現しました。それも問題ですが、新型コロナに少しでも疑問を持っている人は、新型コロナを過剰に怖がっている人を見て、「ああ、こいつはここまで頭が悪かったんだ」と思い、付き合い方を変えたかもしれません。

そういう人を世の中ではコロナ脳と呼ぶそうですが、コロナ脳がなぜ生み出されるのかということと基礎や基本を知らない、というのは同義なのです。メディアの洗脳という言葉を使ってコロナ脳を批判する人がいますが、筋違いです。メディアを疑っている人の中にコロナ脳が多いという現実を見抜かねばなりません。情報をつまみ食いする人はメディアを一応疑いますからね。

残念ながらこのような人たちは私にとって付き合うに値しない人たちです。わかったふりをしながら、つねに恐怖にしばられていて、目先の利益にばかり走る人がコロナ脳な人々です。そのような人々と仕事をしたり、食事をしたり、話をしたり、社会改革を語っても何も意味はありません。しかしコロナ脳な人々ほどわかったふりをするので、基本も知らず利益でこれらを隠して話をします。これが新型コロナ詐欺師です。

私はここ13年間で様々な人脈を形成してきました。なにしろ批判が多方面に及びますから、どの分野の専門家とも話をしてきました。会社や商品のようなビジネス話をすることも稀ではありません。しかし新型コロナの茶番は彼らを明確に切り分けることに成功したと言えます。口だけの人、きれいごとだけの人をあぶり出し、視点の幼稚さまで浮き彫りにしたのです。私も多くの人間関係が整理されたように思うのです。

そういう人が読者にもいることでしょう。しかし1年半が経って、それは本当に問題なのか考えてみると、非常にプラスになっていると私は思っています。虚無主義やニヒリズムを内包する私にしてみれば、もともと人間は信用するに足りません。一方で自分が付き合える人を探すのは、社会で生きていくうえで必須のことであり、だから表面だけの人間ではなく基本の軸がしっかりしている人を選びたいわけです。

さらに考えたとき、コロナ茶番時代においても私が行っている何かしらの行動に、付き合ってくれている人たちこそ、自分が付き合うに値する人たちなのだと実感しています。私は現在クリニックを含めて五つの会社を運営しています。政治連盟である「市民がつくる政治の会(旧日本母親連盟)」を運営し、全国に支部が広がっています。ここにいる多くのスタッフは新型コロナを見抜く目を持った人たちだと思います。

人格異常者の私に付き合えるなんてそれだけでも立派ですが、普通の社会から干されるようなことを言っている私の会社やスタッフなど、嫌ならやめてしまえばよいはずです。なにせ99・9%がマスクをしている世の中、私の会社や市政の会にいるだけでどれだけ肩身がせまいか、は想像に難くありません。しかしみな社会のおかしさを声に出したり、私のクリニックや会社を手伝ってくれているわけです。

新型コロナの茶番は逆にいいことも教えてくれているのだ、と考えるのはとても大事なことだと思います。きれいごとを言って絶対に内海を応援すると言いながら、利用価値がなくなったと思うとすぐに去っていく人、エラそうなことを言っていても新型コロナごときで精神を病む人ばかりです。それに引き換え身近な仕事仲間やスタッフは、地道に新型コロナのおかしさに向き合っているのです。

派手に反コロナを謳い、目立つのも悪くないかもしれません。誰かが先頭を切っておかしさを訴えないといけないため、そういう人がいることまで否定しませんし、私もそういう部類の人間だととらえられているでしょう。しかしそれよりもコツコツと新型コロナがおかしいと広げていくための、地味な仕事をしている人を私は信用できます。私はそういう人としか仕事をしたいと思いません。

街頭でデモをしてもキワモノあつかいされるだけ、それは日本で市民活動をやっている人にとっては常識です。海外ではデモが大きな力になり得ますが、日本には日本のやり方があるわけで、一発逆転を狙うよりも地道に薄く広げるほうが日本人らしいと思います。そういう意味でも私は今、仕事をし続けてくれている人を優先したい。今のさまざまな分野のスタッフたちに感謝したいと思うのです。

これから日本では暗黒の時代がやってきます。私はずっと2025年には日本の実体はないと言い続けてきました。ぜひ外れてほしいと願っていますが、現実はその通りに進んでいます。そのとき大事なのは、基礎と基本をしっかり押さえた、ぶれない軸を持っている人々との関係でしょう。そのようなまるで日本版華僑のようなちらばった小さい集団こそが、生き残っていくための道しるべかもしれません。

それくらい世界は根底から狂ってしまいました。狂っていることさえわからない生物しか地球上にはいません。そこで生きていくことはどれほど人間にとって苦痛でしょうか。戦争は大罪だと思いますが、戦いや衝突の一切ない奴隷化されたロボット社会も、もしかしたら戦いがある世界より苦痛かもしれません。そんな中での家族の次に支えとなるのが仲間だと思うわけです。

コロナ茶番時代の中で唯一御用学者たちは正しいことを言いました。新型コロナはこれからの生き方を見直す機会となる、ということです。読者の皆さんもせっかく本書を読んだのであれば、単にワクチンを打つ打たないという話ではなく、正義じみたデモや訳知り顔でえらそうに反コロナを唱えるよりも、仲間をつくることを心掛けていただきたいと願っています。

それがきっと10年後に大きな力になると思うからです。

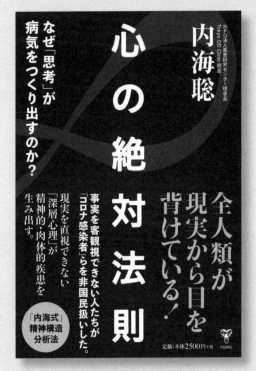

内海聡好評まんがシリーズ

まんがで簡単にわかる!
日本人だけが知らない汚染食品
〜医者が教える食卓のこわい真実〜

原作：内海 聡／漫画：くらもとえいる

四六判並製　本体1300円+税　ISBN978-4-909249-23-4

アメリカの裁判所が「発がん」認定した農薬の残留基準値を日本は最大400倍に緩和。
世界と逆行する日本の「不都合な食卓の真実」を大暴露する。

まんがで簡単にわかる!
薬に殺される日本人
〜医者が警告する効果のウソと薬害の真実〜

原作：内海 聡／漫画：くらもとえいる

四六判並製　本体1300円+税　ISBN978-4-909249-31-9

大手メディアが絶対に報じない薬の裏側!　薬についてよく言われる
「治すメリットが副作用のリスクを上回る」のウソを暴く。健康寿命を縮める薬教えます。

まんがで簡単にわかる!
テレビが報じない精神科のこわい話
〜新・精神科は今日も、やりたい放題〜

原作：内海 聡／漫画：くらもとえいる

四六判並製　本体1300円+税　ISBN978-4-909249-15-9

精神医療の利権とタブーを大暴露!　ここまでバラすと殺される。
日本一真実を伝える医師が教える、精神医療界のこわい闇!

まんがで簡単にわかる!
医者が教える危険な医療
〜新・医学不要論〜

原作：内海 聡／漫画：高条 晃

四六判並製　本体1300円+税　ISBN978-4-909249-16-6

日本人は過剰医療に殺される!　薬、検診、抗ガン剤、ワクチンなど医療の9割は不要。
日本一真実を伝える医者が教える、医療と健康常識のウソ。

内海聡 Satoru　Utsumi
筑波大学医学専門学群卒業後、東京女子医科大学付属東洋医学研究所研究員、東京警察病院消化器内科、牛久愛知総合病院内科・漢方科勤務を経て、牛久東洋クリニックを開業。現場から精神医療の実情を告発した『精神科は今日も、やりたい放題』がベストセラー。2021年現在、断薬を主軸としたTokyo DD Clinic院長、NPO法人薬害研究センター理事長を務める。Facebookフォロワーは15万人以上。近著に『まんがで簡単にわかる!薬に殺される日本人』『医者に頼らなくてもがんは消える』『心の絶対法則』（弊社刊）、『ワクチン不要論』（三五館シンシャ刊）などがある。

医師が教える新型コロナワクチンの正体

本当は怖くない新型コロナウイルスと本当に怖い新型コロナワクチン

2021年6月15日初版第一刷発行
2021年9月17日　第六刷発行
著者　内海聡
発行人　松本卓也
編集　須田とも子
発行所　株式会社ユサブル
〒103-0014　東京都中央区日本橋蛎殻町2-13-5
電話：03（3527）3669
ユサブルホームページ：http://yusabul.com/
印刷所　株式会社光邦

ISBN978-4-909249-38-8
定価はカバーに表示してあります。
落丁・乱丁はお手数ですが、当社までお問い合わせください。

●ユサブルの好評既刊

YUSABUL

自然治癒力が上がる食事

名医が明かす虫歯からがんまで消えていく仕組

歯学博士・小峰一雄 著

四六判並製　定価本体1400円+税　ISBN978-4-909249-17-3

削らない虫歯治療を実践するカリスマ歯科医が「歯と全身のつながり」から導き出した『究極の健康になる食べ方』。アメリカの最新医学も証明!

スマホ社会が生み出す有害電磁波

デジタル毒

医者が教える健康リスクと【超】回復法

内山葉子 著

四六判並製　定価本体1400円+税　ISBN978-4-909249-34-0

世界に広がる、デジタル毒（有害電磁波）がもたらす健康リスクへの認識。
オール電化や5Gが加速するデジタル社会進化の中で家族の健康を守る方法。

血管をよみがえらせる食事

最新医学が証明した心臓病・脳疾患の予防と回復

コールドウェル・B・エセルスティン 著　松田麻美子 翻訳

四六判上製　定価本体2500円+税　ISBN978-4-909249-35-7

クリントン元アメリカ大統領をはじめ、世界のVIPが実践する血管を若返らせるための栄養摂取プログラムとレシピ。90%塞いでいた動脈が食事を変えるだけで再生!

がんが消えていく生き方

外科医ががん発症から13年たって初めて書ける克服法

船戸崇史 著

四六判並製　定価本体1400円+税　ISBN978-4-909249-32-6

自身のがん手術後13年間実践した再発予防法を初執筆。がんが嫌がる5つの生活習慣と、自身が受けた補完代替療法についてエビデンスと共に紹介する1冊。